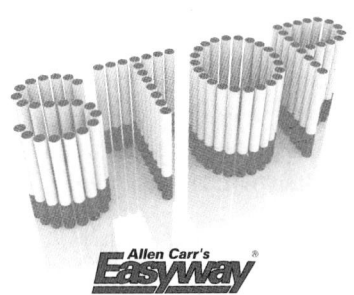

这书能让你戒烟

[英] 亚伦·卡尔 Allen Carr 著　严冬冬 译

ALLEN CARR'S
EASY WAY
TO STOP
SMOKING

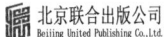

图书在版编目（CIP）数据

这书能让你戒烟 /(英) 亚伦·卡尔著；严冬冬译.
-- 北京：北京联合出版公司, 2018.1（2023.4重印）
ISBN 978-7-5596-0464-4

Ⅰ.①这… Ⅱ.①亚…②严… Ⅲ.①戒烟—基本知识 Ⅳ.①R163.2②C913.8

中国版本图书馆CIP数据核字(2017)第125997号

ALLEN CARR'S EASY WAY TO STOP SMOKING: BE A HAPPY NON-SMOKER FOR THE REST OF YOUR LIFE (FOURTH EDITION)
by ALLEN CARR
Original Text Copyright © Allen Carr's Easyway (International) Limited, 1985, 1991, 1998, 2004, 2006, 2009, 2013
This edition arranged with Allen Carr's Easyway(International) Ltd. through Big Apple Agency, Inc., Labuan, Malaysia.
Simplified Chinese edition copyright:
2021 Beijing ZhengQingYuanLiu Culture Development Co., Ltd
All rights reserved.

北京市版权局著作权登记号：图字01-2017-3426号

这书能让你戒烟

Allen Carr's Easy Way to Stop Smoking

著　者：亚伦·卡尔
译　者：严冬冬
责任编辑：李　征
封面设计：门乃婷
装帧设计：季　群

北京联合出版公司出版
（北京市西城区德外大街83号楼9层　100088）
北京联合天畅文化传播公司发行
北京天宇万达印刷有限公司印刷　新华书店经销
字数190千字　710毫米×1000毫米　1/16　13.5印张
2018年1月第1版　2023年4月第13次印刷
ISBN 978-7-5596-0464-4
定价：36.00元

版权所有，侵权必究
未经许可，不得以任何方式复制或抄袭本书部分或全部内容
本书若有质量问题，请与本公司图书销售中心联系调换。电话：（010）64243832

ALLEN CARR'S EASY WAY TO STOP SMOKING

目录

- 20周年版序言　1
- 引言　3
- 导论　8

第1章　你的烟瘾比我还大吗？　18

第2章　轻松戒烟法　23

第3章　为什么戒烟如此之难？　28

第4章　一个险恶的陷阱　33

第5章　我们为什么要吸烟？　36

第6章　尼古丁上瘾　38

第7章　吸烟的陷阱：洗脑　50

第8章　什么是戒断反应？　58

第9章　吸烟能释放压力？　60

第10章　吸烟是因为无聊吗？　63

第11章　吸烟与注意力问题　65

第12章　吸烟可以让人放松？　67

目录

第 13 章　什么是综合性吸烟？　69

第 14 章　我究竟要放弃什么？　71

第 15 章　自愿的奴役　76

第 16 章　你真的不在乎钱吗？　79

第 17 章　为什么要往最坏处想？　83

第 18 章　精力旺盛的感觉真好！　94

第 19 章　放松与自信　97

第 20 章　驱散你内心的阴影　99

第 21 章　吸烟的好处　101

第 22 章　意志力戒烟法的弊端　102

第 23 章　减量戒烟法：当心！　111

第 24 章　只要一支烟　117

第 25 章　吸烟者的类型　120

第 26 章　秘密吸烟者　130

第 27 章　吸烟是一种社会风气？　133

第 28 章　戒烟的时机　135

第 29 章　我会怀念吸烟的感觉吗？　141

第 30 章　我会变胖吗？　144

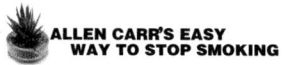

目录

第 31 章　警惕虚假的戒烟动机　146

第 32 章　戒烟其实很简单　149

第 33 章　戒断期　155

第 34 章　"再来一口就好"　161

第 35 章　我戒烟会比别人难吗？　163

第 36 章　失败的主要原因　165

第 37 章　你并不需要替代品！　167

第 38 章　我需要远离诱惑吗？　172

第 39 章　启示性的一刻　175

第 40 章　最后一支烟　179

第 41 章　最后的警告　183

第 42 章　20年的反馈信息　185

第 43 章　拯救剩下的吸烟者　193

第 44 章　对非吸烟者的建议　197

结语　终结这场丑行　200

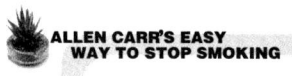

20周年版序言

1983年7月15日，我熄掉了今生最后一支香烟，心里清楚，我已经发现了全世界吸烟者梦寐以求的东西：简单、快速、彻底的戒烟方法。不过当时我心中也充满了怀疑，不知道烟民们能否听取我的建议。

轻松戒烟法受欢迎的程度，大大超出了我的预期。如今，我成了世界著名的戒烟专家，本书则被翻译成30多种语言，在全世界卖出了900多万册。在英国、德国、荷兰、挪威、日本、法国、西班牙、爱尔兰等国，这本书受到了热烈欢迎。不过，真正让我感到高兴的是，这本书介绍的方法每天都能帮上千名烟民摆脱烟瘾。

这一切都是我和妻子乔伊斯在伦敦的家中构想出来的。如今，我们已经在20个国家开办了50多家戒烟诊所，而且规模还在扩大。33年的吸烟经历是我生命中的一场噩梦。在此我要感谢我的同仁们、出版界的朋友们以及上百万在轻松戒烟法的帮助下摆脱烟瘾的人们，是他们让我这 20 年的生活如同天堂一般快乐。

我衷心希望，这本书能够帮更多的人从烟瘾的魔爪中解脱出来。

亚伦·卡尔

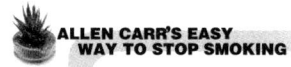

引言

本书介绍的戒烟法具有如下特征:

- 即时见效;
- 无论烟瘾轻重,同样有效;
- 无痛苦,无戒断症状;
- 不需要意志力;
- 不使用冲击疗法;
- 无须辅助手段或替代品;
- 不会增加体重;
- 效果持久稳定。

或许你感觉有些紧张,不知道是不是该翻开书页。或许像绝大多数吸烟者一样,只要一想到戒烟,你就会惊惶失措;尽管有一千个戒烟的理由,你却总是迟迟不肯开始。

如果你指望我提醒你，吸烟是多么有害健康，多么浪费金钱，多么肮脏下流，多么愚蠢，多么不可救药，那我恐怕要让你失望了。过去我也曾用这些话提醒自己，结果对戒烟没有任何帮助。如果这些话就能帮你摆脱烟瘾的话，你早就戒烟成功了。

我的方法，也就是本书中的轻松戒烟法，原理完全不同。或许某些话让你难以置信，但等你读完这本书时，不仅会对全书内容深信不疑，而且还会感到奇怪，自己为什么没有想到这样的办法。

跟大多数人认为的不一样，吸烟者并不是自主选择吸烟的，正如酗酒者不是自主选择酗酒，吸毒者不是自主选择吸毒一样。你最初的选择，只不过是尝试一下吸烟的感觉而已。许多人都会尝试去电影院的感觉，却从来没有人一辈子泡在电影院里。

难道你曾经选择，必须在吃饭或公共场合时吸烟才舒服，或者是面对压力时非吸烟不可？难道你曾经选择一辈子不离开香烟，一旦没有烟抽就会感到不安，甚至心慌意乱？

与所有吸烟者一样，你掉进了一个险恶的陷阱，这个陷阱是由人类和大自然共同构建的。全世界没有一个父亲或母亲愿意让自己的孩子成为烟民，无论他是否吸烟。这意味着任何人吸烟都不是出于本意。香烟并不是生活中不可缺少的东西。

与此同时，所有吸烟者又都希望能继续吸烟。毕竟，没有人逼我们点燃下一支烟；无论我们是否清楚个中原因，决定继续吸烟的总是我们自己。

假如只须按下一个神奇的按钮，就能让吸烟者一觉醒来时恢复吸第一支烟之前的状态，那么到了第二天早晨，全世界仅存的吸烟者就是那些刚刚尝试吸烟的人。我们无法戒烟的唯一原因是：恐惧！

我们恐惧戒烟过程的漫长和痛苦。我们恐惧一旦离开香烟，生活的舒适感就会下降。我们恐惧戒烟会导致注意力下降，让我们无法应对生活的压力，无法保持自信。我们恐惧戒烟会对性情产生影响。不过最让我们恐惧的还是戒烟无法成功，我们只能一辈子做烟瘾的奴隶，永远无法解脱。如果你像我一样，已经尝试过所有传统的戒烟手段，却一直没有成功，那么你必然会丧失在戒烟方面的一切自信。

如果你感到紧张、心慌意乱，或是觉得时机未到，那么我可以告诉你，这些感觉都是恐惧引起的。这种恐惧是由吸烟导致的，永远无法靠吸烟缓解。你并不是自主选择吸烟成瘾，而是不小心掉进陷阱的。一旦掉进陷阱，你就难以自拔。问问你自己，最初尝试吸烟时，你打算一辈子做个烟民吗？那么你打算什么时候戒烟？明天？明年？不要自欺欺人！摆脱陷阱并没有那么容易，不然为什么那么多人一直到死都没法戒烟？

本书出版于1985年，20多年来一直畅销不衰。读者们的反馈完全超出了我的意料，我没有想到轻松戒烟法居然如此有效。除此之外，反馈信息也暴露出了两个问题。第二个问题先留到后文讨论。第一个问题源于类似的读者来信：

> 我原先并不相信你说的话，我为我的怀疑向你道歉。正如你所说的，戒烟过程十分轻松自然。我把你的书送给了所有吸烟的亲朋好友，但是我不能理解，为什么他们都

不去读。

八年前，一位成功戒烟的朋友把你的书送给了我。我最近刚读完，唯一的遗憾是，我居然耽误了八年时间。

我四天前刚读完《这书能让你戒烟》，感觉真的很好。我知道我以后再也不会吸烟了。我最初翻开你的书是在五年前，但是读到一半就停下来了，因为再读下去就意味着永远告别香烟，这让当时的我十分紧张。我是不是很傻？

不，写最后一封信的年轻女士一点都不傻。我方才曾用神奇的按钮做比方，轻松戒烟法就是那个按钮。轻松戒烟法本身并不神奇，但是对于我自己和用此法摆脱烟瘾的上千万人而言，戒烟的过程的确神奇极了！

所有吸烟者都希望戒烟，所有吸烟者都可以通过简单的手段戒烟。这里就遇到了一个"鸡生蛋，蛋生鸡"式的问题。读完本书就可以克服戒烟的恐惧，但正如第三封信的作者所言，阅读本书的过程中，恐惧有可能会逐渐加深，让你半途而废。

记住，除非下定决心，否则你永远无法逃离烟瘾的陷阱。或许你正在努力尝试，或许你还在犹豫。无论是哪一种情况，务必牢记一点：你没有什么可损失的！

如果读完本书之后，你仍然决定继续抽烟，那就没有任何东西能阻止你。你甚至用不着在阅读本书的同时尝试戒烟。我已经说过，本书完全不涉及冲击疗法，一切都无比轻松。你是否读过《基督山伯爵》，能否体会伯爵终于成功越狱时的感受？当我终于摆脱烟瘾时，心中充满了那样的感受，上千万通过轻松戒烟法摆脱烟瘾的人们也是一样。相信我，你也可以！

开始吧！

如果你是一名吸烟者，只要读下去就可以了。

如果你自己不吸烟，买本书送给亲友，只要说服他们读下去就可以了。如果你无法说服他们，也可以自己阅读本书，最后一章会教给你说服他们的方法——以及让你的孩子远离烟瘾的方法。不要因为你的孩子说自己讨厌烟味就放松警惕。所有孩子都会这样说，直到他们开始吸烟为止。

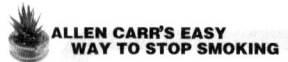

导论

"我要为这个世界解决吸烟问题。"

有一天,我告诉妻子我决定戒烟,而她不以为然。她的反应很正常,因为在此之前,我的多次戒烟尝试都失败了。最近一次差不多是在两年前,我强忍了六个月,终于还是无法抗拒烟瘾的折磨。我当时大哭了一场,心想我这辈子可能都没法成功戒烟了。为了戒烟,我已经付出了很多,也忍受了很多,但这样的付出和忍受却让我的信心日渐低落,因为我知道自己没有足够的意志力重新尝试。我没有暴力倾向,但如果当时有哪个不吸烟的人告诉我,戒烟其实是件很轻松的事情,我一定会杀了他。我相信,弄清楚背景之后,全世界没有哪个法官会判我有罪。

或许你也和当时的我一样,不相信戒烟竟然可以如此轻松。如果是这样,我请求你不要把这本书丢进垃圾桶。相信我,我向你保证,你一定会发现戒烟其实并不难。

两年后的一天,我熄灭了这辈子最后一根烟,告诉妻子我不仅已经戒烟成功,而且准备为整个世界解决吸烟问题。我必须承认,她不以为然的态度让我有些恼火。不过,她的反应完全没有影响我的激情。或许是戒烟成功的狂喜,让我过于乐观了些。现在回想起来,我完全能够理解她的反应。我明白,以我当时的情况,妻子和亲友们绝不会相信我居然能戒烟成功。

回忆过去的生活,我感觉我的一生完全是为解决吸烟问题而度过的。即使是当初学习会计师业务的经历,也有助于我分析烟瘾陷阱的本质。人们常说,你不可能永远愚弄所有人,但我发现,烟草生产商多年来一直都是这么做的。我相信,我是第一个弄清楚烟瘾陷阱本质的人。如果这句话显得有些骄傲自大,请容我补充一句,我并不以此为荣,只不过事实的确是这样。

那一天是1983年7月15日。或许那一天并不如纳尔逊·曼德拉最终出狱的那天重要,但我相信,曼德拉当时的心情,和我熄灭最后一根烟时是一样的。我意识到,我发现了所有吸烟者梦寐以求的东西:简单、快速、彻底的戒烟方法。

我首先说服亲友试用这种戒烟法,以确保它安全有效。之后我辞掉了会计师的工作,全身心投入帮人们戒烟的事业。

这本书最初的灵感来源于第25章提到的一个人。他曾拜访过我两次,每次我们两人都泪流满面。他当时太冲动了,无法听清我说的话。当时我的想法是,如果我把这一切写下来,他就可以自己找时间阅读。

尽管我对轻松戒烟法的效用毫不怀疑,但开始写作之前,我仍然犹豫再三。我进行了市场调查,结果并不尽如人意:

"一本书怎么可能帮我戒烟？我需要的是意志力！"

"一本书怎么可能解决戒断症状？"

除了这样的反应之外，我还有自己的顾虑。在诊所里，求医的人们如果误解我的意思，我或许可以用言语说明，但一本书怎么可能解释清楚？我还记得学习会计业务时，我经常被书上复杂的内容搞得头大，反复思索却不得其解。而且我也清楚，在电视机和影碟如此普遍的今天，人们越来越不愿意阅读纸质书籍。

除此之外，我还有一个最大的顾虑：我完全不擅长写作。如果要我当面对一名吸烟者解释戒烟的好处，说服他戒烟是多么轻松自然，我完全可以胜任，但是我能让一本书达到同样的效果吗？我甚至怀疑我是否有能力把轻松戒烟法总结成书，还动过雇一名专业写手的念头。无论从哪一方面，我都从未指望过这本书能成功。

还好，幸运之神对我格外眷顾。本书出版后不久，我就收到了成千封读者来信，里面充满了溢美之辞：

"这是有史以来最棒的书。"

"你真是我的良师。"

"你是个天才。"

"你应该被授予骑士爵位。"

"你应该担任英国首相。"

"你是个圣人。"

我希望我还没有被这些溢美之辞冲昏头脑。我很清楚，读者们赞美的并不是我的写作技巧，而是轻松戒烟法的实际效果。无论是通过阅读还是当面交流，轻松戒烟法都同样有效！

今天，许多国家都有了轻松戒烟诊所，这本书也被翻译成20多种文字，在整个欧洲的非小说类畅销书排行榜上居高不下。

写书时，我的戒烟诊所刚刚开张一年多，当时我觉得自己经验已经很丰富了。过了20多年，我惊讶地发现，我仍然有很多实际的东西需要学习。这本书出版后六年，我进行第一次修订时，发现大部分内容纰漏百出。

其实我用不着担心。轻松戒烟法的基本原则非常简单，可以概括为一句话：要停下来很容易！

事实就是这样。困难之处在于说服每一个吸烟者相信这一点。20年来，我帮助许多人摆脱了烟瘾，同时也积累了不少知识和经验。我们的戒烟诊所追求百分之百的成功率，不过偶尔也会有失败的情况，每次失败都让我们痛苦不已，因为努力戒烟的人们会觉得失败是他们自己的错——而我们没能说服他们，戒烟其实真的很容易。

本书第一版就是献给那些我们没能成功治愈的吸烟者。我们的诊所一直秉承无效退款的原则，退款率从未超过10%，也就是说，戒烟治疗的成功率超过90%。

如今，轻松戒烟诊所已经遍及20个国家，总数超过50所，在纽约、米兰、伦敦、芝加哥、多伦多、开普敦、巴黎、马德里等大型城市都有开设。我们的诊所已经顺利运营了20多年。

来诊所求助的吸烟者们通常精神低迷，不是认为戒烟无法成功，就是担心戒烟后的各种痛苦和不便。他们认为，就算他们能够忍住不吸烟，也永远无法从烟瘾的折磨中真正解脱出来，一辈子必须时时刻刻同烟瘾搏斗。

经过几个小时的咨询和交流，绝大多数人高高兴兴离开诊所时，已经彻底告别了烟瘾。这一奇迹是如何达成的？如果你家附近恰好有一家轻松戒烟诊所，你可以自己去尝试。正是因为成功率高，我们才敢许下无效退款的承诺。治疗费用随各地的物价而不同，如果一次戒烟不成功，下次完全免费。我们不会放弃任何一个希望戒烟的人。如果三个月内经过三次戒烟治疗仍不成功，你决定放弃，我们会尽数退还所有费用。就是在这样的承诺下，我们的治疗成功率常年保持在90%以上。

不要误会——戒烟诊所的成功并不会让这本书的价值有所下降。我从来没有幻想过如此之高的成功率。或许你会觉得，既然我夸下海口要解决全世界的吸烟问题，就应该追求100%的成功率。

实际上，我从来没有这样幻想过。过去，鼻烟曾经是最流行的尼古丁摄入方式，直至遭到社会抵制为止。今天仍有少数人吸鼻烟，或许将来仍然会有。令人惊讶的是，英国国会大厦正是鼻烟最后的据点之一。或许这一点并不难于理解：政治家的思维方式总是比正常人落后一百年。所以我估计一百年之后，仍然会有少数人保持吸烟的嗜好。至少我从未指望过让香烟彻底从地球上消失。

我曾天真地认为，全世界人们都会很快意识到事实真相，采纳我的方法和建议，只要我揭开烟瘾陷阱的真面目，驱除以下几种误解：

- 吸烟者很享受吸烟的感觉。
- 吸烟者是自主选择吸烟的。
- 吸烟能缓解压力,消除疲劳。
- 吸烟能提高注意力,让人放松。
- 吸烟是一种习惯。
- 戒烟需要强大的意志力。
- 一旦染上烟瘾,就无法真正消除。
- 对吸烟者解释吸烟的危害性,就能帮助他们戒烟。
- 替代品,尤其是尼古丁替代品,可以帮吸烟者戒烟。
- 戒烟过程漫长而痛苦。

我原本以为各大烟草公司会是我的主要敌手。令我惊讶的是,主要的阻力居然来源于我原本期望得到支持的地方:媒体、政府、像美国癌症学会这样的学术组织以及医学界。

1946年的电影《修女肯尼》讲述的是伊丽莎白·肯尼修女与小儿麻痹症做斗争的故事。我遭遇的种种阻力,可以说是修女肯尼当年经历的翻版。我还记得在那个年代,"小儿麻痹症"与今天的"癌症"同样可怕。小儿麻痹症不仅会使四肢失去活动能力,还会导致肢体扭曲。当时的主流疗法是使用铁制模具固定患肢,强制整形,结果通常会导致终生瘫痪。

修女肯尼认为,铁制模具是阻碍肢体康复的重要原因之一,而且通过反复实验证明,患儿的肌肉可以通过治疗恢复活动能力。不过,她并不是专业医生,只是一名护士。她怎么敢在医生们的专业领域里指手画脚?尽管她发现了问题的解决办法,并且证明了其可行性，但是这些似乎并不重要。她所治愈的孩子们相信她是对的，孩子们的家长也是，但是主流医学界不仅拒绝接受她的疗法，还禁止她无照行医。足足过了20年，医学界才逐渐承认了修女肯尼的观点。

我第一次看《修女肯尼》时，距轻松戒烟法的发明还有几年时间。我当时的想法是，电影的确有写实的地方，不过更多的是好莱坞式的夸张和修饰，因为修女肯尼的发现实在太过明显，主流医学界不可能完全没有认识。医学界的专家们绝不会是电影里那副嘴脸。他们怎么可能一连20年不肯接受再明显不过的事实？

人们常说，事实比文学作品更令人惊讶。我在此向《修女肯尼》的编导们致歉，他们并没有扭曲事实。即使在信息畅通的今天，经过20年的时间，我的发现仍然没有被主流医学界认可。我相信，我已经证明了轻松戒烟法的有效性：你之所以读到这本书，很可能是成功戒烟的亲友推荐的结果。我并没有像美国医学协会、美国肺科协会那样的雄厚财力支撑。像修女肯尼一样，我只不过是一个普通人，只是因为我发现的方法的确有效，才逐渐为人们所知。如今，我已经得到了无数戒烟成功者的认可。像修女肯尼一样，我已经用行动证明了我的观点。但如果全世界仍然坚持旧式的思维方式和态度，我的发现又有什么意义？

我在本书原稿结尾处写道："变化即将来临。我已经滚下了一个小小的雪球，希望这本书能引发一次雪崩。"

你或许已经猜到，我对主流医学界的印象并不好。我有一个儿子就是医生，所以我对医生的职业还算有所了解。今天，许多吸烟者都是在医生推荐下来我们的诊所就诊的，而且许多想戒烟的医生也会寻求我们的帮助。

早些时候，医生们大都认为我不是吹牛就是个骗子。1997年8月，我终于受邀参加在北京召开的第十届世界烟草与健康会议，成为参与该会议的第一位非专业医师。能够参加这样级别的会议，应该说我已经取得了相当程度的进展。

不过在会上，我的讲话完全是对牛弹琴。由于尼古丁贴剂和尼古丁口香糖的戒烟效果并不好，吸烟者们逐渐承认，替代疗法并不能解决烟瘾问题。这就像是告诉一个海洛因上瘾者：不要吸食海洛因，吸食太危险了，应该静脉注射（千万不要静脉注射尼古丁，否则会立即死亡）。医学界和媒体完全不在乎人们是否能成功戒烟，他们只是反复重复已知的事实：吸烟有害健康，是一种反社会的坏习惯，而且成本高昂。他们似乎从未意识到，吸烟者们并不是不清楚这些事实。事实的关键在于解释清楚吸烟的根本原因。

每逢世界无烟日，医学界的专家总会说："今天所有吸烟者都应该尝试戒烟！"大部分吸烟的人都清楚，这一天他们抽的烟比平时还多。吸烟者们并不喜欢被当成白痴对待，尤其讨厌无法理解他们为什么吸烟的人。

医学界的专家并不理解吸烟者，也不明白戒烟的原理，所以他们才会建议："试试这种方法，如果不行就换另一种。"假设有10种方法可以治疗阑尾炎，其中9种成功率只有10%，另外一种则高达95%；假设第10种方法自发明至今已有20多年，但医学界仍然以前9种方法为主。你觉得能接受吗？然而在戒烟方面，事实就是这样。

在北京那次会议上，一位医生提出了一个我先前忽视的问题。他说，如果医生向患者推荐错误的戒烟方法，就应该承担法律责任。讽刺的是，他自己刚好是尼古丁替代法的坚定支持者之一。尽管我这人通常不记仇，但还是暗地里希望，他能尝到这句话的滋味。

英国政府已经在电视广告上浪费了几百万英镑，试图说服青少年不要吸烟。这就如同在广告里告诉他们，骑摩托车有可能出事故，他们绝不会因为这个就不骑摩托车。青少年都清楚，一根香烟并不会夺走他们的生命。他们初次尝试吸烟时，都不认为自己会染上烟瘾。吸烟和肺癌之间的联系早已众所周知，尽管如此，青少年吸烟率却仍然在节节攀升。不需要电视广告，青少年从身边人身上就能看出吸烟的影响。我的父亲和姐姐都死于吸烟引发的疾病，尽管如此，我仍然掉进了烟瘾的陷阱。

我曾与欧洲医学协会的一位医生共同参加电视采访，那位医生从未吸过烟，也未曾帮一位患者摆脱烟瘾，但她却信誓旦旦地在电视上说，医学协会采取的举措一定能阻止青少年吸烟。要是政府把投在电视广告上的百万英镑都拨给我就好了，这样我就可以在几年之内让大部分吸烟者成功戒烟。

我20年前滚下的小小雪球已经增长到足球大小，但还只是沧海一粟，远不足以引发真正的雪崩。对所有来我的诊所求医、阅读我的书籍、观看我的视频、向亲友推荐这本书的戒烟者，我都心怀感激。不过，只有当主流医学界和媒体真正认同我的观点，雪球才会变成雪崩。轻松戒烟法并不仅仅是"又一种戒烟的方法"，而是"唯一合理的方法"！

我并不指望你相信我的话，但是等你读完这本书，你就会理解我的意思。即使是极少数的戒烟失败者，通常也会给予这样的评价："我现在还没有成功，但你们的方法比我过去尝试的任何一种都好。"

如果读完本书之后，你觉得欠我一份情，那么你完全可以报答。向你的亲朋好友推荐这本书，如果看到电视或报纸上宣传其他的戒烟方法，你还可以给他们打个电话或是发封邮件，问他们为什么不宣传轻松戒烟法。你所做的一切都能让雪崩早一天到来，如果我还能活着见到那一天，我终生都会感谢上苍。

本书是《这书能让你戒烟》的最新版，提供了准确周密的戒烟建议，可以让你的戒烟过程变得无比轻松自然。你是否仍然感到紧张？放心好了。我一生中曾经历过好几次奇迹，其中最大的奇迹就是成功摆脱烟瘾。尽管那是20年前的事，但我至今仍然感到高兴。不用紧张，你绝对不会感到任何痛苦。相反，你即将获得的东西，是全世界每个吸烟者都全心渴望的：自由！

第 1 章 CHAPTER 1
你的烟瘾比我还大吗？

或许我应该先解释一下，我究竟有什么资格写这本书。我既不是医生，也不是心理学家，不过我认为我比他们更有资格。我的吸烟史长达 33 年，到了后期，我每天多则抽 100 支烟，少则六七十支。

我曾十几次尝试过戒烟，有一次甚至强忍了六个月没有犯禁。但是我并没有摆脱烟瘾，仍然会在旁边有人吸烟时情不自禁地凑上前去，想尽量多吸入一点烟气。乘火车的时候，我总是购买吸烟车厢的车票。

绝大多数吸烟者都会告诉自己："我会在被烟瘾害死之前戒烟的。"烟瘾最严重的时候，我明知道自己正在迈向死亡，却完全无能为力。由于经常咳嗽，我整天都在头疼，随时都能感觉到大脑中的血管正在跳动。我是真的相信，那些脆弱的血管随时都会破裂，然后我就会因为脑溢血而死亡。即使这样，我仍然无法戒烟。

我一度想彻底放弃戒烟的努力，并不是因为我真的喜欢吸烟，某些吸烟者会用这样的理由欺骗自己，但我从来不会。我一直都很讨厌烟味，但我相信吸烟能帮助我放松，给我勇气和自信。每次尝试戒烟时，我总是感到非常痛苦，无法想象没有香烟的生活会是什么样子。

最终，妻子说服我去接受催眠治疗。我得承认，当时我对催眠疗法嗤之以鼻，因为对疗法的实际过程完全不了解，一听到"催眠"二字，想到的就是一个眼神犀利、表情阴鸷的家伙，手里拿着一个钟摆。吸烟者通常会产生的错觉，我几乎全部具备，除了一项：我并不认为自己是个意志薄弱的人。我能把握生活的每一方面，除了吸烟这一项。当时我以为催眠就是意志力的较量，尽管我不会主动抗拒（像大多数吸烟者一样，我还是真心希望摆脱烟瘾的），但也并不相信任何人能诱使我改变看法。

接受催眠治疗的过程似乎完全是浪费时间。催眠师要我做一些普通的事情，像举起胳膊之类。一切都并不神秘，我没有失去知觉，没有进入出神状态，至少我觉得我没有。然而疗程结束之后，我不仅停止了吸烟，而且还感觉颇为受用，即使是在戒断期间。

在你急忙跑去找催眠师之前，我必须澄清一个概念：催眠疗法只是一种交流方式。如果催眠师与你交流的是错误的信息，就不会给你任何帮助。我并不愿意批评为我治疗的催眠师，因为如果当时不去找他，我绝对活不到今天。然而，他的治疗并不是让我戒烟的决定因素，只是一个反面的刺激。我也并不反对催眠疗法；事实上，我们的诊所也将催眠疗法作为治疗方式之一。催眠是一种强大的交流和说服工具，可以达到良好的正面效果，也可以产生毁灭性的负面效应。不要轻易接受催眠治疗，除非催眠师是由你尊敬信任的人推荐的。

　　承受烟瘾折磨的日子里，我相信我的生活离不开香烟，宁可死也不愿彻底戒烟。直到今天，仍有人会问我，我是不是偶尔会莫名其妙感到痛苦。答案是"从来没有"——情况正好相反，我现在的生活非常幸福。如果我因吸烟而死的话，临死时我是不会抱怨的。不过由于意料之外的幸运，我居然摆脱了生命中最大的梦魇，永远不用再做烟瘾的奴隶，任由自己摧毁自己的健康和生命。

　　我不是个神秘主义者，不相信魔法、秘术那一套。我接受过严谨的科学训练，所以当这一切魔法般降临在我头上时，我感到完全无法理解。我开始阅读有关催眠和吸烟的书籍，然而一切似乎都无法解释发生在我身上的奇迹：为什么成功戒烟是如此容易，而我过去却从来没有成功过？

　　我花了很长时间才考虑清楚，因为思考的顺序正好颠倒了。我无法理解的是为什么自己戒烟如此容易，而我实际上应该思考的，却是为什么大多数人戒烟如此之难——也包括过去的我在内。吸烟者对戒断期的痛苦谈之色变，但当我回忆最终戒烟的过程时，却发现自己完全没有经历过痛苦。事实上，戒断期的痛苦并不是生理层面的疼痛，而是精神层面的自我折磨。

　　如今，我把全部精力都投入帮人们戒烟的事业中，取得了不错的成绩。我曾亲自帮数千名吸烟者摆脱烟瘾。在此我必须强调：任何人的烟瘾都可以根除。我还没遇到过烟瘾比我还大的人。恐惧是让我们不断吸烟的根本原因：害怕一旦失去香烟，生活会变得缺少意义。事实与我们的恐惧恰好相反。戒烟不仅不会导致生活质量下降，还能让我们的身体更加健康，精力更加充沛，生活更加充实、更有情趣。

一切吸烟者都可以轻松摆脱烟瘾——包括你！你所需要做的，只不过是抱着开放的心态读完这本书。你越能理解书中的内容，戒烟的过程就越容易。即使你一句话都不理解，只要照着书中的指示去做，也可以轻松戒烟。最重要的是，你再也不会感觉到对香烟的需求了。到那时，你唯一不能理解的，就是你为什么吸了这么久的烟。

我必须首先提出警告，能导致轻松戒烟法失效的只有两种可能：

1. 没有严格遵照指示。

本书中的许多指示非常绝对化，或许这会让你觉得很不舒服。比如，我会告诉你绝对不要采用减量法戒烟，或是糖果、口香糖等替代法（尤其是尼古丁替代法）。之所以这么绝对化，是因为我对这些方法十分了解。我并不否认，的确有不少人用这些方法达到了戒烟的目的，但他们成功的原因并不是方法本身。某些人甚至能在吊床上做爱，但那绝对不是最容易的方式。这本书中的每一句话都是为了唯一的目的：让你的戒烟过程尽可能轻松，从而确保成功。

2. 没有理解指示内容。

不要想当然。对这本书中的一切，以及你自己的观点和别人的态度，都要进行辩证思考。比如，如果你认为吸烟不过是一种习惯的话，不妨想想为什么别的习惯大多很容易改掉，然而吸烟虽然感觉并不好，代价高昂，还能引发疾病甚至死亡，却总是难以停止。

如果你觉得自己真的很喜欢香烟的气味，请扪心自问，生活中到底有多少东西是你更喜欢的，为什么你唯独离不开香烟，一想到戒烟就会心慌意乱？

第 2 章 CHAPTER 2
轻松戒烟法

这本书的目的在于帮你进入合适的精神状态，让你的戒烟之旅变得不像攀登珠穆朗玛峰一样艰难，而是宛如乡间漫步一般轻松。戒烟之后，你不会羡慕身边的吸烟者，而是会感觉兴高采烈，仿佛大病初愈一般。在以后的生活中，每当你看到香烟都会纳闷，自己当初怎么会跟它们打那么久的交道。看见吸烟者时，你心中只有同情，绝不会有一丝羡慕。

如果你是个吸烟者，并且尚未成功戒烟，那么在读完这本书之前务必保持原先的吸烟习惯。这条指示听起来似乎与主题矛盾，不过一定要严格照办。后文中我会详细解释，香烟其实对你并没有任何作用。事实上，吸烟的矛盾之一就在于，当我们点起一根香烟的时候，心里其实并不知道我们为什么要这样做。不过，让我们首先假设，无论你是否愿意，你相信自己已经染上了烟瘾。只要你相信这一点，就永远无法彻底放松或是完全集中注意力，直到点起一根烟为止。所以，在读完全书之前，不要过早尝试戒烟。在阅读的过程中，你的烟瘾会自然消退，太过着急可能会导致非常严重的后果。记住，一定要严格遵照本书中的指示。

> "现在我知道，再没有什么东西能让我重新开始吸烟了。我永远不会再成为烟瘾的奴隶。自由的感觉真好。"
>
> ——克莉丝·J

20多年来的反馈信息表明，本书的读者们对这条指示意见颇大。我自己最初戒烟的时候，许多亲友也都跟风戒了烟，因为他们觉得，"要是这家伙都能行，那我也一定能。"后来，通过劝说和诱导，我逐渐让那些还没有戒烟的亲友们意识到，摆脱烟瘾是一件无比美好的事情。这本书最初出版时，我自己买下了许多本，送给那些仍然坚持吸烟的亲友。我相信，虽然书写得并不好，但是他们仍然会读，因为写书的是他们认识的人。几个月之后，我发现他们并没有读完，不禁很惊讶也很痛苦。我甚至发现，有一位和我关系最好的朋友不但没有读，还把我送他的书转手送给别人了。这让我感觉很受伤，但我那时尚未意识到，他们仍然对戒烟心存恐惧。恐惧的力量比友谊更大。我甚至差点因戒烟而离婚。我母亲有一次问我妻子："你为什么不拿离婚威胁他戒烟？"妻子的回答则是："如果我那样做，他真的会离婚的。"我不得不承认，她说的是实话：这就是恐惧的力量。现在我很清楚，许多吸烟者读不完这本书，是因为他们害怕读完之后就会远离香烟。某些人故意每天只读一行，以推迟那一刻的到来。我也清楚，许多吸烟者都是迫于亲友的压力才翻开这本书的。不妨换个角度思考：你究竟有什么可损失的？如果读完这本书之后你选择继续吸烟，那你的情况同过去并不会有什么区别。你不仅没什么可损失的，而且还有可能收获许多东西！

> "我从来没有幻想过，我居然会主动想要放弃吸烟——而且在读完这本书之前，还必须故意压抑这种想法！"
>
> ——瑞切尔·C

一个例外是，如果你已经一段时间没有抽烟了，并且不知道自己究竟算是个吸烟者，戒烟成功者还是非吸烟者，那么在阅读过程中请不要吸烟。事实上，如果你已经成功戒烟的话，这本书的任务就非常简单了：把你从一个普通的非吸烟者变成一个快乐的非吸烟者。

我的方法与普通的戒烟法原理正好相反。普通的方法是把戒烟的所有坏处列出来，然后告诉自己："如果我能忍受足够长的时间，烟瘾就会最终消退。然后我就可以重新享受生活，不再做烟瘾的奴隶。"

这的确是通常的逻辑，许多吸烟者每天都在用类似的方法尝试戒烟。不过，这样的方法很难成功，原因如下：

1.停止吸烟并不是最重要的。每次你熄灭一支烟的时候，都算是停止了吸烟。或许你某一天会有充足的理由告诉自己"我不想再吸烟了"——所有吸烟者都曾这样告诉过自己，而且很多人的理由都比你更充足。问题在于第二天，第十天，第一万天，当你的理由不是那么充足时，如果手边碰巧有一支烟，你就会突然恢复之前的状态。

2.有关健康的担忧并无益处。我们的理性思维会说："不要再这样下去了。你是个笨蛋。"但是事实上，担忧并不会帮我们戒烟，反而会使戒烟变得更难。很多人吸烟的原因是心情紧张。对吸烟者解释吸烟的危害，会让他们心情紧张，结果更加加重他们的烟瘾。伦敦皇家马斯登医院是全英国最先进的癌症治疗中心，院门前的烟头比任何一家别的英国医院都多。

3.除此之外，强调因吸烟的危害而戒烟，还有两重负面效应。首先，这样会制造一种感觉，戒烟似乎成了一种牺牲。你会觉得，只是为了摆脱这些危害，你才不得不牺牲吸烟的权利。其次，这样还会制造一种障碍，让我们无法理解停止吸烟的真正原因。最恰当的问题应该是："我们为什么想要吸烟，或者需要吸烟？"

轻松戒烟法的过程可以简单概括为：首先忘记原本的戒烟理由，然后再这样问自己：

1. 吸烟究竟有什么用？

2. 我真的在享受吗？

3. 我真的必须为了把烟卷叼在嘴里、让自己窒息而付钱吗？

事实真相是，吸烟一点用也没有。这句话绝不是说，吸烟的负面效应比正面效应要大，所有吸烟者都明白这一点。我的意思是，吸烟根本就没有正面效应。过去，吸烟还可算是高人一等的地位象征，而在今天，就连吸烟者自己也承认，吸烟是一种反社会的行为。

绝大多数吸烟者在吸烟时都会进行理性思考，但他们所谓的理性其实是错觉和幻想的结合。

我们必须消灭这些错觉和幻想。你会意识到，你其实并不需要放弃什么，因为根本没有什么可放弃的。戒烟不仅没有任何负面效应，而且有多方面的正面效应，健康只不过是其中之一。当所有的恐惧和错觉悄然消失时，当你意识到生活不会因缺少了香烟而变得更糟糕时，当你不再有任何失落感时，再回过头来考虑健康问题——以及其他传统的戒烟理由。只有这样，这些理由才会成为你的动力，推动你去追求真心想要的东西——自由快乐的生活。

第 3 章　CHAPTER 3
为什么戒烟如此之难？

我已经解释过，之所以我会对戒烟发生兴趣，是因为我自己就曾是个烟鬼。我最终戒烟成功的时候，感觉相当神奇。之前我每次尝试戒烟，总是会导致长时间的抑郁，就算偶尔心情能轻松一下，第二天又会消沉下去。那种感觉就像是掉进了一个四壁光滑的坑，拼命想爬出来，却总是在看见阳光的那一刻滑回坑底。最终你会选择投降，点起一支烟卷，尽管你不知道为什么要这样。

在诊所时，我每次都会问来求助的吸烟者："你愿意戒烟吗？"这似乎是个愚蠢的问题。所有吸烟者都愿意戒烟。如果你问一个烟瘾严重的人："假如你可以回到染上烟瘾之前的时候，你还会开始吸烟吗？"他的回答必然是："绝对不会！"

问一个烟瘾十分严重，不相信吸烟会损害健康，不在乎其社会影响，而且完全买得起烟的人——这样的人并不多——"你鼓励你的孩子吸烟吗？"回答同样是："绝对不会！"

所有吸烟者都知道，吸烟并不是一件好事。最初我们的想法总是"我迟早会戒烟的，不过不是今天，等到明天再说"。最终，我们会在失望中怀疑自己的意志力，或是相信我们的生活离不开香烟。

我已经说过，问题不在于解释戒烟为什么很容易，而在于解释戒烟的困难。事实上，真正的问题在于解释人们为什么要吸烟，为什么在英国，最多时居然有 60% 的人口吸烟。

> "我一直以为，一旦戒烟的话，我就不会像原来一样快乐和自信。你的书让我发现，戒烟之后，我会变得更快乐，更自信！"
>
> ——珍妮弗·O

吸烟这件事情本身就是一个谜。我们之所以吸烟，是因为别人也在做同样的事情，但是所有这些吸烟者中，没人不认为吸烟是时间和金钱的浪费，没人不希望自己摆脱烟瘾。我们自己还是青少年的时候，总觉得吸烟是成年人才能享受的乐趣，所以才努力追求这种乐趣；而当我们自己成年之后，却又追悔莫及，总希望我们的孩子不要重蹈覆辙。

吸烟的成本相当高昂。每天吸 20 支烟的人，一辈子花在香烟上的钱多达 10 万元以上。而我们花这些钱做了什么（要是点火把这些钱烧掉，可能还好一些）？我们花钱往自己的肺部填充致癌性的焦油，导致血液中毒、血管堵塞。我们花钱让肌肉和脏器得不到足够的氧气，令自己昏昏欲睡，提不起精神。我们花钱把自己变得肮脏不堪，满口烟臭，牙齿焦黄，浑身散发着令人讨厌的气息。我们花钱折磨自己。在不允许吸烟的场所（医院、学校、剧院、教堂、火车车厢等），我们总是痛苦不堪。而当我们离开这些场所，点起烟卷开始狂吸时，又会产生深深的负罪感。烟瘾就是这样，当我们吸烟时会觉得吸烟不对，不吸烟时又忍不住想吸。别人会认为我们低人一等，而我们自己也瞧不起自己。每当全国无烟日到来，每当接触到报纸和电视上的戒烟宣传，每当与不吸烟的人在一起，吸烟者总是会自惭形秽。承受了这么多痛苦和压力，我们又能从吸烟中得到什么？什么都没有！

快乐？享受？放松？激情？这些都是错觉，除非你认为故意穿上挤脚的小鞋，再把它们脱下来就算是享受！

我已经说过，真正的问题在于解释清楚，为什么人们要吸烟，为什么他们觉得戒烟如此之难。

或许你会说："这些我都知道，但一旦染上了烟瘾，再想摆脱就难了。"但是为什么？许多吸烟者终其一生都在寻找答案，但却总是不得要领。

有人说，戒烟的难处在于戒断症状。其实，尼古丁的戒断症状非常轻（参见第6章），绝大多数吸烟者一辈子都意识不到自己尼古丁上瘾的事实。

有人说吸烟是一种享受，他们错了。吸烟者自己并不喜欢烟味。随便找个吸烟者问问，假如手边只有他不喜欢的牌子的香烟，他会不会拿来抽。如果别无他法，吸烟者甚至会把旧绳子点燃来抽。吸烟完全跟享受无关。我很享受龙虾的味道，但我绝对不会随身带着 20 只龙虾，就像在烟盒里塞上 20 支香烟一样。很多东西都能提供享受，但在我们无法享受这些东西时，却不会感觉到空虚。

有人试图寻找潜意识层面的原因，所谓的"弗洛伊德综合征""复归于婴儿"之类，实际情况正好相反。绝大多数青少年开始吸烟，是为了假装成年人。如果真的在潜意识上"复归于婴儿"，我们就应该找个奶嘴来吮。

有人认为吞云吐雾能让鼻孔里产生火辣辣的感觉，这种感觉非常刺激，这样的理由同样站不住脚。如果火辣辣的感觉就能产生刺激，为什么不把燃烧的香烟塞进耳朵里？如果说这样做很荒唐，那把致癌性的焦油吸进肺部岂不是更荒唐？

有人说："这样我手上才有事情做！"那为什么要把烟卷点燃？

"嘴里叼着烟的感觉很好。"为什么要把烟卷点燃？

"烟气进入肺部的感觉很好。"一点都不好——这种感觉又称为窒息。

许多人认为吸烟可以缓解无聊，这也是一种错觉。"无聊"是一种精神状态，香烟可没有任何有趣之处。

身为烟民的 33 年中，我的理由一直是，吸烟能让我放松，给我信心和勇气。我很清楚吸烟有害健康，而且成本高昂。我为什么不去医生那里，让他给我开点别的什么药物，帮我增加信心和勇气？因为我知道，他只会开出别的什么药物，绝不会让我继续吸烟。这只不过是个借口，绝谈不上理由。

有人说，他们吸烟是因为他们的朋友也吸。他们真的这么愚蠢吗？要是这样，他们最好现在就开始祈祷，他们的朋友不要把自己的头剁掉！

最终，大多数吸烟者会得出这样的结论：吸烟只不过是一种习惯。这并不算是解释，但当一切解释都无法成立的时候，这是唯一的借口。不幸的是，这种借口同样缺乏逻辑。我们的生活习惯总是在不断改变，唯独吸烟一成不变。相信吸烟是一种习惯，而习惯总是很难改，这是最大的误解。习惯真的很难改吗？在英国，我们习惯了靠左侧通行，但一旦去欧洲大陆或者美国，我们立即就能适应过来。习惯并不难改。事实上，我们生活中的每一天都在改变旧的习惯，养成新的习惯。

如果说吸烟是一种习惯，那么这种感觉糟糕透顶、有害健康、浪费钱财、遭人恶心。我们全心全意想改掉的习惯，为什么偏偏改不掉？答案很简单，吸烟并不是一种习惯，而是尼古丁上瘾！

绝大多数吸烟者不了解毒品上瘾的机制，所以才会觉得戒烟无比困难。他们的主要理由是，吸烟能给他们带来享受或寄托，放弃吸烟是一种牺牲。

而事实真相却是，一旦你理解了尼古丁上瘾的机制，以及你吸烟的真正原因，你就会停止吸烟——就这么简单——三个星期之后，你就会开始扪心自问，当初你为什么吸了那么久的烟，为什么你不能说服其他吸烟者：不吸烟的感觉多么好啊！

第 4 章　CHAPTER 4
一个险恶的陷阱

吸烟是世上最为险恶的陷阱，是由人类和大自然共同制造的。我们为什么会在青少年时代掉进陷阱？因为有无数的成年人已经掉了进去。他们不是没有警告过我们，吸烟是一种恶心的习惯，不仅浪费金钱，最后还会要了我们的命；然而我们却把这样的警告当成耳边风，认为他们一定是把吸烟当成一种享受。吸烟的荒谬处之一就在于，要"学会"吸烟、染上烟瘾，其实并不是一件容易的事。

这个陷阱里并没有任何诱饵，我们并不是因为吸烟感觉良好才掉进去的，事实上第一支烟的感觉必然十分糟糕。如果第一支烟感觉良好，或许我们头脑里就会响起警钟，我们会意识到陷阱的存在。然而正因为第一支烟的感觉无比糟糕，我们才会以为自己绝不会染上烟瘾，在不知不觉中一步步走进陷阱。

一切毒品都可以让人产生快感，香烟中的尼古丁是唯一的例外。男孩子开始吸烟的原因，通常是想表现出男子气概，就像屏幕上的电影明星一样。然而当你点起第一支烟时，立刻就会忘掉所有的男子气概。你不敢吸气，一旦时间稍长，就会感到头晕目眩，然后是一阵恶心。你唯一的愿望就是离开伙伴们，把手中的香烟丢得远远的，但你却尽力克制这样的愿望。

女孩子开始吸烟的原因，则通常是想表现得成熟一点。我们都见过未成年的女孩子小口小口吸着香烟，一副煞有介事的样子。等到男孩子真的培养起男子气概、女孩子真正成熟的时候，他们就会后悔当初的愚蠢。我不知道，究竟是吸烟真能让女性显得成熟，还是这只是烟草公司宣传出来的效果。据我所见，从初学吸烟者到吸烟方面的"专家"，中间似乎没有任何过渡。

在我们的余生中，我们努力警告自己的孩子，不要重蹈我们当年的覆辙。偶尔我们也会努力尝试，想从烟瘾的陷阱中挣脱出来。

然而，只有当我们感觉到压力时，才会想到尝试挣脱，无论这压力是来自健康问题、家庭经济问题，还是别人的看法和态度。

我们一旦停止吸烟，压力不但不会减小，反倒还会进一步增加（因为尼古丁上瘾的戒断症状），而我们只习惯一种缓解压力的手段，那就是吸烟。

忍受了几天的痛苦折磨之后，我们开始觉得时机不对，不应该在这时候戒烟，而应该等到没有压力的那一天再进行尝试。一旦产生这样的想法，戒烟的动力就会完全消失。自然，那一天永远不会到来，因为我们总是认为，我们生活中的压力会随着时间增加。离开家长的保护之后，我们会按照常规建立自己的家庭，抵押买房，生养儿女，追求事业的发展，等等。事实上，这是一种错觉。人类一生中压力最大的时期，实际上是童年和青少年时期。"责任"与

"压力"很容易混淆。事实上，吸烟者的生活压力之所以会逐渐增加，是因为吸烟并不能真的帮你放松，更不能缓解压力。情况正好相反：吸烟会让你神经紧张，增加你承受的压力。

吸烟者即使停止吸烟（许多人都这样做过，有的只有一次，有的有许多次），过上正常的生活，也有可能突然重新染上烟瘾。

吸烟这件事情仿佛是一座巨大的迷宫，我们一进入迷宫内，头脑就会变得糊里糊涂，尽管努力寻找，却总也找不到迷宫的出口。有些人幸运地找到了出口，却莫名其妙地再次误入。

寻找出口的过程花了我整整33年。与其他吸烟者一样，我当时并不明白个中机制。不过，由于种种幸运与巧合，我碰巧发现了真正的出口。我想知道为什么戒烟如此之难，而当我找到答案的时候，蓦然发现，其实戒烟是一件非常简单的事情。

成功戒烟之后，我开始努力研究烟瘾陷阱的本质。我发现，这个问题极其错综复杂，仿佛顺序被打乱的魔方一般。不过，我最终拼出了魔方的图案，答案其实十分简单！我找到了轻松戒烟的有效方法。我会手把手领你走出迷宫，让你永远不会再次误入。你需要做的事情很简单：严格遵照本书中的指示。哪怕一个小小的失误，也会导致很严重的后果。

任何人都可以轻松戒烟，但是首先必须知道一些事实。我并不是指吸烟的危害性。我知道你对吸烟的危害性很清楚，因为相关的宣传已经太多太多了。如果那些宣传能帮你戒烟的话，你早就戒烟成功了。我的意思是，我们为什么会认为戒烟是一件难事？要回答这个问题，我们必须首先弄清楚，我们究竟为什么要吸烟。

第 5 章　CHAPTER 5
我们为什么要吸烟？

我们开始吸烟的理由多种多样，然而一旦开始，我们就会一直吸下去。

为什么？

我们为什么要吸烟？

没有一个吸烟者知道自己吸烟的真实原因。如果他们知道，就不会再吸烟了。在我们的诊所里，我曾对数千名吸烟者问过这个问题，他们的答案千奇百怪，但都与事实相去甚远。

所有吸烟者内心深处其实都清楚，他们犯了一个愚蠢的错误：在染上烟瘾之前，他们原本没有任何吸烟的必要。他们几乎都能记得，第一支烟的味道无比糟糕，他们是经过痛苦的努力才"学会"吸烟的。最让他们伤心的是，不吸烟的人什么都没有缺少，并且还嘲笑他们。

不过，吸烟者同样是有智力、能进行理性思考的人类。他们很清楚，吸烟不仅对他们的健康造成了巨大的危害，而且也严重浪费了他们的钱财。他们需要一个合理的解释。

事实上，导致我们吸烟的因素只有两种，我会在接下来的两章中分别讨论。两种因素分别是：

1．尼古丁上瘾；

2．洗脑。

第 6 章　CHAPTER 6
尼古丁上瘾

尼古丁是一种无色油状物质，是导致烟瘾的元凶，也是上瘾速度最快的毒品。许多人只须抽一根烟，就会引起尼古丁上瘾。

你每次吸一口烟，都会有少量的尼古丁通过肺部进入大脑，其传导和作用速度比静脉注射海洛因更快。

如果一支烟用了 20 口才吸完，那么你的大脑就会受到 20 次尼古丁刺激。

尼古丁是一种代谢奇快的毒品。吸烟后半个小时，血液中的尼古丁含量就会下降 50%，再过半个小时就会下降到 25%。这就是大部分吸烟者每天吸 20 支烟的原因。

每当吸烟者抽完一支烟，血液中的尼古丁含量就会迅速下降，很快就会引发戒断症状。

在这里，我有必要解释清楚戒断症状的概念。吸烟者经常认为，戒烟时出现的痛苦感觉就是戒断症状。事实上，这种痛苦主要是精神上的，是吸烟者心理作用的结果。关于这一问题，下文还会详细讨论。

"感谢你的远见卓识和幽默感，你几乎把一切都预料到了。读这本书的时候，我有好几次都笑出声来。"

——J·桑德斯夫人

尼古丁本身的戒断症状十分轻微，绝大多数吸烟者一直到死都不会意识到，他们自己与吸毒者其实没有区别。我们听到"尼古丁上瘾"这个说法时，总以为我们不过是"养成了吸烟的习惯"而已。绝大多数吸烟者对毒品都充满恐惧，却不知道尼古丁正是一种毒品。幸运的是，尼古丁比其他毒品更容易戒掉，不过你得首先接受自己养成毒瘾的事实。

尼古丁戒断并不会导致生理上的疼痛，唯一的症状是心理上的空虚感，似乎有什么东西不见了，所以许多吸烟者才认为，吸烟是为了"让手上有点事情做"——也就是排解这种空虚感。如果这种感觉长期持续，就会导致吸烟者神经紧张，没有安全感，容易激动，自信心和自制力下降。这种感觉其实是身体对尼古丁的饥渴。

点着香烟后七秒钟之内，吸烟者就会得到新的尼古丁供应，于是空虚感消失。吸烟者会产生放松和自信的感觉，因为这两种感觉正是他们先前所缺失的。

我们最初开始吸烟时，戒断症状非常轻微，几乎无法察觉。当我们开始养成经常吸烟的习惯时，由于不了解戒断症状的机制，我们会误以为自己真的喜欢上了吸烟，或是养成了"习惯"。事实真相是，我们的尼古丁毒瘾越来越重，越来越需要经常满足。

所有吸烟者都是因为某个愚蠢的理由才开始吸烟的。吸烟并不是一种需要。吸烟者们之所以要经常吸烟，是为了满足尼古丁的刺激。

"与上一次戒烟的情况不同，我并没有做噩梦，没有失眠，也没有情绪低落。事实正好相反——我感觉仿佛重获了新生。"

——玛莎·F

所有吸烟者内心深处都清楚，他们犯了一个愚蠢的错误，掉进了烟瘾的陷阱。最可悲的地方在于，他们误以为吸烟能给他们放松和自信的感觉，殊不知这些感觉正是被尼古丁戒断症状所剥夺的，吸烟只是暂时满足毒瘾、缓解戒断症状而已。

你曾经一定有过这样的感觉：如果邻居家的防盗警铃响了一整天，然后突然被关掉了，整个世界都会瞬间变得无比安宁。事实上，这并不是安宁，只不过是烦心事的终结。

我们的身体原本是完整的。开始吸烟之后，我们放任尼古丁进入身体，一旦烟卷吸完，体内的尼古丁含量就会迅速下降。戒断症状——不是生理上的疼痛，而是心理上的空虚感——让我们的身体不再完整，让我们渴求尼古丁的作用。我们的理性无法解释这种渴望，也完全没有必要。我们只知道自己想要再吸一支烟，一旦点燃烟卷，渴望就会自行消失。我们会恢复正常的状态，就像没有染上烟瘾前一样。不过，这种状态只是暂时的，一旦烟卷熄灭，整个周期就会重新开始，周而复始，永远没有穷尽——除非被我们主动打破。

我曾做过这样的比喻，吸烟就如同故意穿上挤脚的小鞋，再把它们脱下来，享受片刻的安慰。吸烟者之所以意识不到这一点，主要有三点原因：

1. 自打出生开始，我们一直在接受别人和社会的洗脑，我们误以为吸烟者真的享受吸烟的过程，而且离不开香烟。我们为什么要怀疑这一点？如果不是这样，吸烟者为什么要冒那么大的风险、花那么多钱吸烟？

2. 尼古丁戒断症状不会产生生理上的疼痛，只会引发心理上的空虚感，与饥饿或压力的感觉类似。所以当我们点起香烟的时候，并不会觉得有什么不妥。

3. 吸烟者之所以意识不到吸烟的本质，最重要的原因是，戒断症状只有在不吸烟的时候才会发作。由于症状并不重，在烟瘾形成的早期尤为轻微，我们总是将之误认为正常的反应，无法把症状与之前的吸烟行为联系起来。吸烟越频繁，戒断症状就越不容易发作，我们神经紧张和信心下降的程度有所缓解，却把这种作用归结为香烟的功效。

一切毒品都很难戒掉，正是因为这第三点原因。如果一个海洛因上瘾者得不到海洛因，必然会痛苦不堪。一旦他给自己注射一针海洛因，这种痛苦就会立即消除。他能从注射的过程中得到快乐吗？对于没有海洛因毒瘾的人，海洛因就不具备消除痛苦的作用，反而会引发痛苦。同样，对于不吸烟的人来说，吸烟并不能缓解尼古丁戒断症状，所以他们也无法理解，吸烟者究竟能从香烟中得到什么快乐，而吸烟者自己同样无法理解。

我们经常说，吸烟能帮助我们放松，让我们感到满足。但是如果没有不满足，又何来满足？如果没有紧张，又何来放松？为什么不吸烟的人就不需要这样的放松和满足？为什么吃完一顿饭之后，不吸烟的人可以直接放松下来，而吸烟者却需要点起一支烟才能让自己"放松"？

尽管这句话我已经说过很多次，但还是要再重复一遍：吸烟者之所以感觉戒烟很难，是因为他们以为戒烟意味着放弃很多东西。你必须明白，其实你并不需要放弃任何东西。

要理解尼古丁上瘾的本质，可以把吸烟与吃饭进行对比。如果我们养成按时就餐的习惯，在非用餐时间就难以察觉到饥饿。如果某一顿饭没有按时吃，我们就会感到饥饿。即使如此，我们也不会有生理上的疼痛，只有一种心理上的空虚感："我需要吃饭。"于是，吃饭的过程就成了一种享受。

吸烟的原理也是这样。尼古丁戒断产生的空虚感，同饥饿的感觉几乎完全一样：同样没有生理上的疼痛，同样难以察觉——只要我们像按时就餐一样"按时"吸烟。只有当我们想吸烟却没得吸时，才会意识到空虚感的存在。只要点起一支烟，空虚感就会消失，于是吸烟的过程也仿佛成了一种享受。

正因为吸烟与吃饭如此相似，吸烟者们才会产生错觉，以为吸烟能带给他们真正的享受。许多吸烟者初次听到吸烟没有任何正面效应的说法时，都会觉得难以接受。有人会说："吸烟怎么会没有正面效应？当我点起一支烟时，感觉就不会那么紧张，这还是你告诉我的。"

尽管吸烟与吃饭有许多相似之处，但其本质则完全相反：

1. 我们吃饭是为了生存，而吸烟则会减少我们的寿命。
2. 食物通常味道不错，吃饭的确是一种享受，而烟卷的气味非常令人恶心，并且吸入肺部会导致窒息。
3. 吃饭不会导致饥饿，只会缓解饥饿。吸烟会导致身体对尼古丁产生需求，然后再为身体提供尼古丁，暂时缓解这种需求。

接下来，我们要讨论另一种常见的错误观念——吸烟是一种习惯。吃饭是习惯吗？如果你认为是，那么改掉这个习惯如何？把吃饭定义为习惯，如同把呼吸定义为习惯一样荒唐。二者都是生存所必需的。的确，不同人的用餐习惯和食谱不尽相同，但是每个人都需要吃饭。吃饭本身并不是习惯。吸烟也不是。吸烟者点燃香烟的目的是缓解尼古丁戒断症状，而这症状正是由吸烟导致的。的确，不同吸烟者的吸烟方式和嗜好品牌不尽相同，但是吸烟本身并不是习惯。

人们总是把吸烟称为习惯，在这本书里为了方便，我有时也会使用"吸烟习惯"这种说法。不过，你一定要随时意识到，吸烟绝对不是习惯，而是毒瘾的一种！

我们最开始尝试吸烟的时候，必须下很大努力才能"学会"。然而突然之间，我们不仅开始养成吸烟的习惯，而且离了香烟就会心烦意乱。随着时间的流逝，我们对香烟的依赖也与日俱增。

这是因为身体会对尼古丁产生耐受性，从而增大对尼古丁的需求。上一支烟熄灭后没多久，尼古丁戒断症状就会渐渐浮现，逼你再点起一支烟。你的感觉的确比方才要好，但相比正常状态仍然糟糕得多。吸烟比穿小鞋更为荒谬，因为即使你远离香烟，仍然会遭到戒断症状的折磨——而小鞋一脱下来就不再痛苦了。

之前我已经解释过，血液中尼古丁水平的下降速度非常快。正是由于这个原因，在压力较大的时候，许多吸烟者才会连续吸烟。

吸烟并不是一种习惯。人们吸烟的真正原因是尼古丁上瘾，必须经常接受尼古丁的刺激。在四种情况下，吸烟者最倾向于寻求尼古丁刺激，这四种情况分别是：

无聊/集中注意——二者正好相反！

压力/放松——二者正好相反！

什么样的毒品才能在同一个人身上起到两种相反的效果？除了这四种情况，以及睡眠状态之外，我们的生活还能处于什么状态？事实上，吸烟既不能缓解无聊或压力，也无法帮你放松，让你集中注意力。这一切都是幻觉。

尼古丁不仅是一种毒品,还是一种强力毒素,是杀虫剂的成分之一(查查辞典就知道了)。如果进行静脉注射,一支烟含有的尼古丁就足以杀死你。除尼古丁之外,吸烟还会产生多种毒素,包括一氧化碳。烟草与剧毒的颠茄是同一个属。

这本书虽然常提到"香烟",但其内容涵盖了烟草的所有使用方式,如烟斗、雪茄、嚼烟等,以及尼古丁的所有摄入方式,如口香糖、贴膏、喷雾剂等。

人是地球上最复杂的生物体之一,但即使最简单的生物体,比如单细胞生物,也不可能在混淆食物与毒素的情况下生存。

经过千百万年来的自然选择,我们的头脑和身体已经形成了一整套机制,可以有效分辨食物与毒素,确保万无一失。

任何人都讨厌烟味,直到染上烟瘾为止。如果把烟气喷到婴儿或者动物的脸上,他/它就会剧烈咳嗽。

我们自己吸进第一口烟的时候,也必然会导致咳嗽,如果第一次吸得太多,还会出现头晕、恶心等反应。这就是我们的身体在表达"你把毒素当成食物了!快停下来!"的意思。对这种反应的态度,通常会决定我们是否染上烟瘾。认为只有意志薄弱的人才会染上烟瘾,这其实是错误的。意志薄弱的人其实通常是幸运的,因为他们无法忍受第一支烟的感觉;他们的肺部无法承受烟气引起的窒息感,所以他们一辈子都不会吸烟。或者,他们心理上无法接受吸烟造成的痛苦,所以也不会再次尝试。

对我来说,需要下很大努力才能"学会"吸烟的事实,是最大的悲剧之一。正是因为这一点,青少年的吸烟行为才难以阻止。

他们仍处于"学习"阶段，仍然感到烟味无法忍受，所以才会以为他们随时都可以停下来。他们为什么不吸取我们的教训？而我们又为什么不吸取上一代人的教训？

许多吸烟者认为自己的确喜欢烟味，这其实是一种幻觉。我们"学习"吸烟时，其实是在强迫身体适应糟糕的烟味。海洛因上瘾者也认为自己的确喜欢注射海洛因的感觉，然而事实却是，海洛因的戒断症状更为痛苦，他们喜欢的是缓解痛苦的感觉。

如果哪个吸烟者相信，他只是因为喜欢烟味才吸烟，你可以这样问他："假如手边没有你平时抽的香烟牌子，只有你不喜欢的牌子，你会不会拿来抽？"他当然会的。如果别无选择，他甚至会把旧绳子点燃来抽，更别说薄荷烟卷、雪茄和烟斗了。无论是感冒、流感、喉咙痛、气管炎还是肺气肿，都无法阻止吸烟者点上一支烟。

这一切完全与享受无关。如果追求享受的话，任何人吸过第一支烟之后都不会再次尝试。不少所谓的戒烟者甚至会对尼古丁口香糖上瘾。

许多吸烟者意识到吸烟其实是一种毒瘾时，都觉得问题更严重了，戒烟会变得更加困难。事实上，知道这一点绝不是坏事，原因有两条：

1. 绝大多数人吸烟的原因是，尽管知道吸烟弊大于利，但他们相信吸烟是一种享受。他们认为戒烟是放弃这种享受的过程，会给他们的生活造成损失。这是一种错觉。吸烟无法提供任何享受，只能先制造痛苦，然后再部分缓解痛苦，造成享受的假象。后文中，我会详细解释这一机制。

2. 尽管尼古丁是上瘾速度最快的毒品，但是上瘾程度并不会很严重。由于尼古丁的作用速度很快，只消三个星期不吸烟，你体内99%以上的尼古丁就会排出体外，而且实质性的戒断症状非常轻微，绝大多数吸烟者甚至终生意识不到。

你自然会问，为什么许多人即使强制戒烟几个月，仍然会感觉到对香烟的渴望？原因就是下一章的主题——社会对人们的洗脑。单是生化层面的上瘾症状，其实很容易对付。

绝大多数吸烟者睡觉时都不会吸烟，而戒断症状甚至不会把他们弄醒。

许多吸烟者起床后并不会立即点燃香烟，而是会先吃早饭，甚至先上班工作。睡眠时，他们可以轻松忍受10个小时的戒断症状，但在白天，10个小时不吸烟却会让他们抓狂。

许多吸烟者买了新车之后，都会忍住不在车里吸烟。他们会花几个小时看电影、逛超市、乘坐地铁，尽管这些地方禁止吸烟，对他们也没什么影响。事实上，偶尔有这样的机会可以不用吸烟，他们甚至会非常高兴——只要不是永远禁止吸烟就好。

今天，绝大多数吸烟者在非吸烟者的家中或聚集场所都不会吸烟，而且不会感到任何不便。事实上，绝大多数吸烟者都有过较长时间远离香烟，却没有任何不适的经历。我自己当年还是个烟鬼时，从来不在晚上吸烟。烟瘾最严重的那几年，我甚至常常期待着晚上到来，这样我就可以不用让自己窒息（真是个荒谬的"习惯"）。

总之，生化层面的尼古丁上瘾症状很容易对付。许多吸烟者一辈子都只是偶尔抽支烟。他们的上瘾程度并不比地道的烟鬼轻多少。许多吸烟者在戒掉香烟之后，偶尔会来上一支雪茄，这样会维持他们的尼古丁上瘾症状，然而他们的烟瘾却并不一定会复发。

单纯的尼古丁上瘾绝不是主要的问题，只会起到催化剂的作用，让我们意识不到问题的真正所在：社会的洗脑作用。

即使是吸烟程度十分严重的烟鬼，戒烟的难度也不比轻度吸烟者更高。事实上，他们戒烟的难度甚至更低。染上烟瘾的时间越久，戒烟带来的收获就越大。

或许你会很高兴知道，那些一度流传甚广的谣言（例如，"吸烟残留在身体里的毒素要七年才能完全排出体外"，或者"每一支烟会导致生命减少五分钟"）其实并不是真的。

当然，吸烟的危害性绝不是夸大，甚至还经常被低估。"每支烟导致生命减少五分钟"的说法，用于形容因吸烟患上不治之症的人，可以说是恰如其分。

吸烟残留在身体里的毒素，永远无法完全排出体外。即使不吸的人也会沾染少量的毒素，因为但凡有人类生活的地方，空气都已经被吸烟者污染了。不过，我们的身体具有强大的恢复能力，只要没有患上不治之症，吸烟对健康的损害都是可逆的。如果你现在戒烟的话，只消几个星期，吸烟对你健康的影响就会彻底消失。

记住，任何时候戒烟都不会为时过晚。通过我的帮助摆脱烟瘾的人中，有许多已经年过花甲，甚至超过了古稀之年。一位91岁的老妪曾带着她66岁的儿子，前来拜访我们的诊所。我问她为什么要戒烟，她的回答是："为了给我儿子做个榜样。"六个月后她联系我时，说她感觉仿佛回到了年轻时代。

吸烟对你的危害越大，戒烟的效果就越明显。我最终戒烟成功时，每天抽掉的香烟数目从100支瞬间下降到0，而且没有任何严重反应。事实上，戒烟过程是一种享受，就连三个星期的戒断期也是一样。

但是还有洗脑的问题需要处理。

第 7 章　CHAPTER 7
吸烟的陷阱：洗脑

我们最初是怎么开始吸烟的，原因又是什么？为了彻底理解这一点，你必须了解潜意识的重要性。

我们都自认为是有智力、有主观能动性的人，能够决定自己的生活方向。事实上，我们的决定 99% 都会受到各种各样因素的影响。我们是周围环境影响的产物——我们身上的服装样式、居住的住宅、基本生活规律，更不用提政见、文化观念等，这些都是社会影响的结果。

不说这些理念和习惯，即使是我们对事实的认知，也无法保证一定正确。哥伦布抵达美洲之前，大多数人都认为大地和海洋是平的。今天我们知道地球是个球体，就算我写下十几本书，努力说服你地球是平的，你也不会相信。然而，我们中有多少人真正去过太空，从远处观察过地球？就算你曾进行过环球旅行，你又怎么知道旅行轨迹不是平面上的一个圆？

广告商们非常清楚心理暗示对潜意识的影响力。你是否认为杂志广告完全是金钱的浪费？认为广告并不是你购买香烟的原因？那你就错了！试试看，下次在冷天跟朋友一起去酒吧的时候，如果他问你想喝什么，不要简单回答"白兰地"，而是告诉他："你知道我今天最想享受什么吗？白兰地奇妙的温暖滋味！"你会发现，即使不喜欢喝酒的人也会跟你一样点杯白兰地。

"你建议我读这本书的时候维持吸烟的习惯，这实在是一出妙招。读书的过程中，我发现我对抽掉的每一根烟都耿耿于怀。"

——科尔斯蒂·L

自打我们懂事时起，潜意识无时无刻不遭到各种信息的狂轰滥炸，其中许多信息都告诉我们：香烟是世界上最好的东西，能让我们放松，给我们信心和勇气。你觉得我是在夸大？看电影、话剧或动画片时，如果一个角色即将被处以死刑，他的最后遗愿通常是什么？没错，吸一支烟。这样的情节并不会对我们的意识造成任何影响，但是我们的潜意识却会吸收其中的隐含信息，也就是："香烟是世界上最好的东西，所以我才会把它作为临终选择。"在绝大多数战争片中，受伤的人都会得到一支香烟。

年复一年，这样的信息轰炸并没有改变。今天青少年的潜意识，仍然要承受各种信息的狂轰滥炸。尽管电视香烟广告已遭禁止，但在播放电视剧的黄金时间，屏幕上的明星们却都在吞云吐雾。体育运动也是一样。许多参加一级方程式大赛的赛车都以香烟品牌命名——或者是反过来，香烟品牌是以赛车命名？我曾看到过这样的插播广告：一对裸体的夫妇在做爱之后，躺在床上共吸一支香烟。广告的暗示意味再明显不过了。尽管我无法赞同广告商的动机，但却不得不佩服他们的宣传手段。经常会有这样的宣传片：一个人正面临危急关头——他的热气球即将起火坠落，或者摩托车侧厢即将栽进峡谷，或者他是哥伦布，他的船马上就要从海洋的尽头掉进深渊之中。轻音乐响起，没有任何话语说明，那个人点起一支烟，脸上洋溢着幸福的表情。我们的主观意识或许会直接忽略这样的场面，但是潜意识却难免受其影响。

的确，反对吸烟的宣传也不是不存在——强调吸烟有害健康，提倡大众戒烟的宣传——但是单纯强调吸烟的危害，并不能为吸烟者提供戒烟的动力，更无法阻止青少年尝试吸烟。我自己还是个烟鬼的时候一直以为，当年我如果知晓吸烟与肺癌之间的关系，绝对不会开始吸烟。事实是，就算那样也不会有任何区别。吸烟的陷阱在今天，跟在文艺复兴时代没有任何区别。反对吸烟的宣传不仅于事无补，反而会把事情弄糟。所有的烟盒上都印有"吸烟有害健康"的字样，然而有人会去看吗？

我相信，关于吸烟有害健康的宣传，甚至会增加香烟的销量。吸烟者看到这样的宣传，无疑会心情紧张，于是抽掉更多的烟。

讽刺的是，最强大的洗脑力量来源于吸烟者自己。吸烟者绝不是意志薄弱或身体虚弱的人，相反，只有身体强健才能抵抗香烟中的毒素。

极少数人尽管一辈子吸烟，却能活到 80 多岁高龄，而且身体硬朗。吸烟者就拿这样的个别例子作为借口，不去理会吸烟损害健康的事实。这是他们坚持吸烟的原因之一。

如果你在朋友和同事中间做个小小的统计，你会发现，绝大多数吸烟者都是意志坚强的人，包括自由经营者、企业高层、医生、律师、警察、教师、推销商、护士、秘书、带孩子的家庭主妇等——换句话说，就是生活压力较大的那些人。许多人误以为吸烟能缓解压力，所以责任和压力重大的人更倾向于吸烟，而我们通常会仰慕这样的人，所以也跟着吸烟。另一类吸烟者则是那些工作性质单调重复的人，因为他们误以为吸烟能够缓解无聊。不过当然，这也只是一种错觉。

周围环境的洗脑效果累积起来，作用相当惊人。现代社会对绝大多数吸毒行为都极端排斥。在英国，每年因吸胶毒而死的人数不到一百，因海洛因而死的人数也只有几百，与吸烟致死的人数相比简直是沧海一粟。

然而尼古丁这种毒品，让超过 60% 的英国人染上了毒瘾，大多数人终其一生都无法摆脱。他们把无数财富浪费在吸烟上，每年都有数十万人死于吸烟引发的疾病。吸烟已成为现代社会的第一大杀手。

我们为什么对其他吸毒行为深恶痛绝，唯独对吸烟网开一面，甚至直到前不久，都将吸烟当作一种可以接受的社会行为？近年来，尽管人们开始认识到吸烟有害健康，但是烟草制品的销售不仅没有被禁止，而且还更上一层楼。最大的受益者是政府。由于众多吸烟者的存在，英国政府每年从烟草销售中抽取 80 亿英镑的利税，而各大烟草公司每年的宣传经费就超过一亿英镑。

你必须主动抗拒周围环境的洗脑作用。正如购买二手车时一样，你可以听车贩子吹得天花乱坠，并且微笑点头，但是内心绝对不能相信他半句。

五彩缤纷的香烟包装之下，掩藏的是肮脏和毒害，你一定要看清楚这一点。不要被精美的烟灰缸、镀金的打火机，以及千百万人吸烟的事实给迷惑了。扪心自问：

为什么我要吸烟？

我真的需要吗？

不，你当然不需要。

洗脑作用的原理非常不容易解释。为什么吸烟者在其他方面智力正常，唯独在尼古丁毒瘾方面表现得像个白痴？尽管很痛苦，但我不得不承认，在我的帮助下摆脱烟瘾的数千人中，我自己正是最大的那个白痴。

不仅我自己每天抽100支烟，我父亲也是个烟鬼。他本是个健壮的人，却因为吸烟英年早逝。还记得童年时，父亲每天早上总要剧烈地咳嗽。我能看出他很痛苦，当时的我以为，他一定是中了什么邪。我曾对母亲说："永远不要让我吸烟。"

15岁的时候，我成了个运动狂，充满了自信和勇气。如果那时有人告诉我，我将来会成为一个每天吸100支烟的烟鬼，那我一定会拿一辈子赚的钱跟他打赌，赌这样的事永远不会发生。

到了40岁，我被香烟折磨得形神俱损，无论打算干什么，事先必须要点支烟。大多数吸烟者都是在感觉到压力时才会吸烟，比如接电话时、跟人交谈时等。而我如果不来一支烟，就没有动力换个电灯泡，甚至切换电视频道。

我知道自己这样下去，最终会因吸烟而死。我不可能欺骗自己。但我无法理解，为什么当时我居然没有意识到，吸烟对我的精神也造成了重大影响。大多数吸烟者认为吸烟是一种享受，然而我从来没有产生过这样的错觉。我吸烟是因为我觉得，吸烟可以帮我集中注意力，缓解神经的紧张。现在我很难相信，我居然经历过那样一段黑暗的日子。那段时光仿佛是一场噩梦，梦醒之后一切都无所谓了。尼古丁是一种毒品，毒瘾会扭曲你的感觉，尤其是味觉和嗅觉。吸烟最可怕的地方不在于对健康的损害，而在于对精神的影响：你会搜寻任何说得过去的理由，只为了能继续吸烟。

我还记得，有一次戒烟失败之后，我决定由抽香烟改抽烟斗。当时我觉得，烟斗的危害性比香烟要小，而且我的烟草消耗量也会下降。烟斗用的烟草十分糟糕，或许闻上去气味还能忍受，但是抽起来让人痛不欲生。一连三个月，我的舌尖布满了水疱。烟斗底部逐渐积满了黏稠的焦油。偶尔我会不小心抬起烟斗，让里面的焦油流进嘴里。每当这样的时候，我就会立即呕吐，无论身边有什么人在场。

我花了三个月时间练习使用烟斗，而在那三个月中间，我没有一次停下来问自己，我为什么要承受这样的折磨。

当然，适应了烟斗之后，吸烟者可能会自我感觉相当良好，因为他们终于有了借口：吸烟是因为喜欢烟斗的感觉。但是他们当初为什么要费力练习使用烟斗呢？

原因是，一旦你染上尼古丁毒瘾，社会的洗脑作用就会加重。

在潜意识里，你知道毒瘾必须用更多的尼古丁来压制，这个念头占据了你的整个思想。我已经说过，人们吸烟的真正原因是恐惧，对尼古丁戒断症状的恐惧。尽管你意识不到这一点，却不表明恐惧不存在。你并不理解这种恐惧，正如一只猫不会理解地板下的暖气管道一样。它只知道如果它趴在某一个地方，就会感觉到暖和。

洗脑是导致戒烟困难的最主要因素——社会对我们的洗脑，再加上我们对自己的洗脑，以及身边亲友和同事们的洗脑。

你是否注意到，在前文中，我经常使用"放弃吸烟"这种说法？事实上，这就是洗脑的典型例子。看多了这样的说法，你就会觉得戒烟的确是一种放弃，尽管事实上你完全没有什么可放弃的。相反，通过戒烟，你不仅可以远离毒瘾，还能达到神奇的正面效应。从现在开始，让我们改变这种说法。我不会再用"放弃"这个字眼，而是"停止""杜绝"，或者最准确的表达：从吸烟的陷阱中逃脱！

我们开始吸烟是因为无数人都在这样做，我们觉得只有跟着做才算合群。我们拼命努力"学习"吸烟，从来没人想过深层次的后果。每当我们遇见另一个吸烟者，他总是让我们相信，吸烟的确有其意义所在。就算他已经戒了烟，当看到别人点起一支烟的时候，仍然会有强烈的失落感。他也想来一支烟，仅仅一支，他觉得这样很安全。结果就是，之前戒烟的努力完全失败。

这一洗脑作用非常强势，你必须十分小心。在英国，绝大多数老烟枪都听过神探保罗·坦普的系列广播故事。其中一集讲的是大麻上瘾的事。坏人把大麻添加到香烟里出售，而吸烟者却并不知情。大麻并没有产生负面作用，不过但凡吸过含大麻香烟的人，都只能继续购买这种香烟（我亲自帮助的戒烟者中，有几百人承认自己曾吸食过大麻，但是他们都没有上瘾）。第一次听到这个故事时我只有七岁，那是我对毒品和毒瘾的最初概念。一旦形成毒瘾就难以摆脱，这让我感到非常害怕。即使在今天，尽管我知道大麻不会上瘾，也决不敢抽一口大麻。讽刺的是，我却成了全世界头号毒品的瘾君子。要是保罗·坦普当年警告过我吸烟的害处就好了。更讽刺的是，60多年后的今天，人类把数以百亿计的钱投入癌症研究，同时又把10倍的钱用于广告宣传，让健康的青少年沾染上烟瘾。

我们必须消除洗脑作用的影响。否则，吸烟者终其一生，都无法好好享受：

- 良好的健康
- 充沛的精力
- 心灵的安宁
- 财富
- 自信
- 勇气
- 自尊
- 幸福
- 自由

牺牲了这么多，吸烟者得到的又有什么？

什么都没有——除了幻想。幻想恢复正常的生活状态，摆脱烟瘾的困扰，而这是每个非吸烟者每天都在享受的。

第 8 章　CHAPTER 8
什么是戒断反应？

我已经解释过，吸烟者认为吸烟是一种享受，能帮他们放松，或是能起到别的什么正面作用。这是一种错觉，吸烟的真正作用是对尼古丁戒断症状的暂时缓解。

过去，吸烟曾经是社会地位的标志。不过，那样的时代早已一去不复返。如今，我们的潜意识整天都在接受暗示：在恰当的时机点上一支烟是一种享受。

你的毒瘾越深，对尼古丁的需求就越大。你越是困在吸烟的陷阱中不能自拔，就越相信吸烟其实是件好事。这一切都是悄悄发生的，你完全意识不到。每一天，你的感觉似乎和前一天并无不同。绝大多数吸烟者根本意识不到尼古丁毒瘾的存在，直到尝试戒烟的那一刻为止。就算意识到了，许多人也不会承认。少数死硬分子则采取鸵鸟般的态度，把头埋在沙子里自欺欺人，努力让自己和别人相信吸烟其实是一种享受。

我曾与上百名青少年进行过这样的对话：

我：你知道尼古丁是一种毒品，你吸烟的唯一原因是没办法停下来。

青少年：才不是呢！我喜欢吸烟。要不然我会停下来的。

我：那么你先停一个星期，向我证明这一点，好不好？

青少年：没有必要。我很享受吸烟的感觉。只要我想停下来，随时都可以。

我：先停一个星期，向你自己证明这一点。

青少年：何必呢？我是真的喜欢吸烟。

我已经说过，在压力、无聊、集中注意、放松等情况下，吸烟者会特别倾向于缓解戒断反应。接下来的几章将会详细讨论这一点。

第 9 章　CHAPTER 9
吸烟能释放压力？

在这里，"压力"一词主要指生活中琐碎小事造成的压力——社交、接电话、抚育小孩，等等。

以接电话为例。对大多数人来说，接电话是一件有压力的事情，对于商界人士尤为如此。绝大多数电话并不是满意的客户打来的，更不是老板专门打来夸奖你。电话铃声通常意味着某些事情并不顺利，不是什么东西出了问题，就是什么人提出了更多的要求。每逢这种情况，吸烟者都会先点起一支烟，再拿起话筒。他自己并不清楚这样做的原因，但是压力程度似乎的确减轻了。

实际上究竟发生了什么？吸烟者之前已经承受了一定的压力（尼古丁戒断症状），虽然他自己并没有意识到。在电话铃声造成压力时，如果通过吸烟缓解戒断症状造成的压力，吸烟者承受的总体压力就会下降，这并不是幻觉，而是千真万确的事实。不过，即使在吸烟过程中，比起相同状态的非吸烟者，吸烟者仍然承受着更大的压力。

我已经说过，这本书的内容不涉及冲击疗法。以下的例子并不是故意对你造成惊吓，只是为了强调，吸烟会摧毁你的意志。

"如果所有吸烟者都能抱着开放的心态读完这本书，所有的烟草公司都会倒闭，无数人的生活都会变得快乐得多。"

——卡罗尔·安妮·F

假设你的烟瘾已经非常严重，医生告诉你如果不戒烟的话，他不得不手术切除你的双腿。假设他说的是实话，想象一下没有了双腿，你的生活会变成什么样子。再假设有这样一个人，尽管接到了如此的警告，仍然继续吸烟，直到双腿被切除为止。

我还是个烟鬼时，就曾听过许多类似的说法，每次都不屑一顾。我倒是很希望能有个医生对我这样说，那样我就能成功戒烟了。不过事实上，当时我完全清楚，我每一天都有可能因吸烟引发的脑溢血而死亡，那样损失的就不仅仅是双腿，还有更宝贵的生命。我并不认为自己疯了，只是烟瘾很重而已。

方才的假设并不是空穴来风。事实上，尼古丁对你身体的损害，几乎比失去双腿更加严重。随着烟瘾逐渐加深，你的意志和勇气也在悄悄流失。越是这样，你就越认为吸烟有助于提高意志和勇气，从而在烟瘾中陷得更深。许多吸烟者夜间外出时都会神经紧张，因为他们担心口袋里的香烟抽完。非吸烟者绝对不会这样。紧张感是尼古丁造成的。吸烟不仅会摧毁你的意志，还会毒害你的身体，让你的健康每况愈下。随着吸烟者的烟瘾越来越重，最终威胁到生命，他的误解也越来越深，对"吸烟能提供勇气"的说法深信不疑。

要看清问题的本质：吸烟并不会帮你放松，只会逐渐摧毁你的意志。戒烟可以帮你恢复意志力和自信。

第 10 章　CHAPTER 10
吸烟是因为无聊吗？

如果你现在正在吸烟的话，很可能你根本没意识到自己嘴里的烟卷，直到看见这句话。

关于吸烟的另一种错误观念是，吸烟能够缓解无聊。无聊是一种精神状态。当你吸烟时，你的头脑并不会反复强调"我正在吸烟，我正在吸烟"。只有当你长时间没有烟抽，或是尝试戒烟时，才会真正意识到吸烟这件事情的存在。

真实情况是这样的：当你已经染上尼古丁毒瘾，而又没有吸烟时，就会产生戒断反应。如果你的注意力被某种东西吸引，同时又没有承受外来的压力，你通常不会有任何感觉。不过，当你无聊时，注意力就会自然而然地集中在戒断症状的感觉上，于是你就开始吸烟。而如果你没有戒烟欲望的话，点烟的过程几乎是下意识的，即使对于抽烟斗和自制烟卷的人也是如此。绝大多数吸烟者无论怎么回忆，也想不起一天中的每根烟究竟是何时抽的，最多只能回忆起一小部分——比如早晨或者饭后的第一支烟。

> "尼古清公司的一位代表曾对我说,按亚伦·卡尔的方法戒烟的人很容易分辨,因为戒烟真的能让他们感到开心。"
>
> ——尤娜·M

事实上,吸烟是无聊的间接原因之一,因为尼古丁会引发嗜睡感,让吸烟者倾向于远离需要付出精力的活动,维持无所事事的无聊状态。

所以,必须根除"吸烟能缓解无聊"的错误观念。因为我们从小接受洗脑,认为吸烟能缓解无聊,所以当吸烟者在无聊时开始吸烟时,我们并不会感觉到惊讶。洗脑还让我们认为口香糖有助于放松。事实上,磨牙是人们承受压力时的自然反应。口香糖唯一的作用,就是给你一个磨牙的正当理由。下次你看到有人嚼口香糖时,仔细观察他的精神状态,看他究竟是紧张还是放松。无聊的吸烟者即使点起一支烟,精神状态仍旧很无聊,因为吸烟完全没有缓解无聊的作用。

身为一个曾经的烟鬼,我可以向你担保,一根接一根点燃香烟,每天重复这样的过程,是全世界最无聊的事情。

第 11 章　CHAPTER 11
吸烟与注意力问题

"吸烟有助于集中注意力"的说法，只不过是又一种误会。

需要集中注意力时，你会自动忽略其他感觉，如周围温度的高低等。当一个吸烟者需要集中注意力时，因为"吸烟有助于集中注意力"的说法，他会点起一支烟，然后立即忽略自己正在吸烟的事实。

吸烟并不能帮你集中注意力，只会适得其反，因为香烟一熄灭，尼古丁戒断症状就会迅速浮现，逼你不得不分心，再点上一支烟。

此外，吸烟还会以另一种方式导致注意力分散。香烟中的毒素会使血液携氧能力下降，从而导致大脑供氧不足，使你难以集中注意力。

我自己使用意志法戒烟时，就是因为相信吸烟有助于集中注意力，才导致了最终的失败。不适感我可以忍受，但每当需要集中注意力的时候，我都非点上一支烟不可。我还记得，当初参加会计师认证考试时，考场不允许吸烟的规定让我几近抓狂。当时我已经染上了严重的烟瘾，觉得一连三个小时不吸烟的话，根本不可能专心思考。然而真正到了考场上，我全神贯注于答题，完全无暇考虑吸烟的事。那次考试我的成绩相当不错。

吸烟者在戒烟期间，之所以会感觉注意力难以集中，并不是戒断症状的原因。吸烟者遇上难以解决的问题时，就会习惯性地点上一支烟，尽管这对解决问题并没有任何帮助。吸烟者不会把任何问题归罪于香烟。他们认为自己不是因吸烟伤肺而咳嗽，只是经常感冒而已。然而一旦他们决定戒烟，却会把生活中的所有不如意归罪于戒烟这件事情。如果他们碰上难以解决的问题，就会想："要是我点支烟的话，问题一定会迎刃而解。"这样他们就会开始质疑戒烟的决定。

如果你相信吸烟有助于集中注意力，担心戒烟会影响注意力，那么影响你注意力的其实是担心本身。问题的根源在于心态，而不是生理层面的戒断症状。记住：只有吸烟者才会出现戒断症状。

我最终成功戒烟时，每天的吸烟量从100支瞬间下降到0，对注意力并没有任何影响。

第 12 章　CHAPTER 12
吸烟可以让人放松？

绝大多数吸烟者相信吸烟有助于放松。事实上，尼古丁具有兴奋作用，会导致心率上升。

许多吸烟者都喜欢饭后点上一支烟。饭后是休息的时间，没有工作压力，也没有饥饿的折磨，可以全心全意放松。不幸的是，吸烟者无法利用这段时间放松，因为他还有另一种"饥饿"需要满足。他以为"饭后一支烟，赛过活神仙"，殊不知：让他无法放松的原因正是吸烟。

尼古丁上瘾者永远无法彻底地放松，而且毒瘾越深，程度就越严重。

世界上最不容易放松的人，可能就是有严重烟瘾的企业高层人员。他们连续吸烟，永远都在咳嗽，血压很高，而且很容易受刺激。到了这种程度，吸烟已经无法完全缓解尼古丁戒断反应了。

我还记得，当我还是个烟鬼时，如果家里哪个孩子做错了什么事，哪怕是很轻微的小事，我也会大发雷霆。当时我以为这是自己性格的缺陷，但现在我明白了，这其实是尼古丁的作用。当时我觉得整个世界天昏地暗，但现在回忆起来，那时承受的压力其实并不大。我能够控制生活的每个方面，唯一不能控制的就是吸烟。正是吸烟造就了我的恶劣脾气。吸烟者为吸烟行为寻找借口时，总是会说"哦，香烟能让我镇静下来，帮我放松"。

几年前，英国的收养机构曾考虑是否应禁止吸烟者收养孤儿。他们接到了一个吸烟者的电话，那人说："你们完全搞错了。小时候，每当我有什么问题需要我母亲解决，总是等她点上一支烟，因为那时她会完全放松下来。"那么，在他母亲不吸烟时，他为什么无法同她交流？为什么吸烟者不抽烟就无法放松？仔细观察他们的表现，尤其是没办法吸烟的时候，你会发现，他们有的把手放在嘴上，有的大拇指扭在一起，有的玩弄头发，有的磨牙，有的双脚乱动，总之都无法保持安静。他们早就忘了真正放松的滋味。

人们吸烟的过程，可以比作苍蝇被困在捕蝇草中的过程。最初是苍蝇吮吸捕蝇草的汁液，然后不知不觉间，就变成捕蝇草消化苍蝇了。

你难道不该早点挣脱捕蝇草的束缚吗？

第 13 章　CHAPTER 13
什么是综合性吸烟？

不要单按字面意思，把综合性吸烟理解为同时抽两支烟甚至更多。曾经有一次，我嘴里叼着烟的时候就试图开始抽另一支烟，结果烫伤了手背。事实上，如果有人真的同时抽两支烟，那他的动机并不是不可理解。随着烟瘾的加深，戒断症状越来越难以缓解，普通强度的尼古丁刺激根本无法解决问题。即使嘴里正叼着烟卷，吸烟者仍然会出现戒断症状，于是会下意识地点起第二支烟。这也是许多烟瘾严重者转向其他毒品的原因。不过，本章的主题不在于此。

所谓"综合性吸烟"，是指由多于一种原因导致的吸烟行为，如在社交场合、聚会、婚礼、饭店等地吸烟。这些都属于既有压力又放松的场合，这两点看似矛盾，其实不然。任何形式的社交都会产生压力，即使交往对象是很亲密的朋友，同时你又会觉得十分享受，彻底放松下来。

某些情况下，吸烟的四种诱因甚至能够并存。开车时就是这样的情况。如果你正开车离开某个让你很紧张的地方，如医院或牙医诊所，你会感觉十分放松。开车本身是一件很有压力的事情，你需要保证自己的生命安全，同时也需要集中注意力。或许你意识不到这两点因素，但它们的确存在于潜意识中。最后，如果堵车，或者在漫长的高速公路上驾驶，你就会感觉十分无聊。

另一个例子是打牌时的情况。玩桥牌或扑克牌时，你必须集中注意力。如果牌局有可能输掉，就会产生压力。如果你很久抓不到好牌，就会觉得无聊。而这一切都是在放松状态下进行的——打牌本身属于休闲娱乐的范畴。在牌局上，无论尼古丁戒断症状有多轻微，都会让吸烟者立即点起烟来，即使是轻度吸烟者也不例外。烟灰缸很快就塞满了烟头，牌桌周围萦绕着经久不散的烟气。如果你拍拍某个吸烟者的肩，问他是否享受这种感觉，他肯定会回答"你不是在开玩笑吧"。事实上，很多时候就是在刚刚经历过这样一夜，在喉咙痛和咳嗽中醒来的时候，我们才会决定戒烟。

考虑戒烟时，我们想得最多的通常是综合性吸烟的情况，担心如果在这样的场合不能吸烟，我们的生活会变得毫无可取之处。事实上，整件事的原理仍然相同：香烟只不过是暂时缓解了戒断反应。

让你感觉非抽支烟不可的，并不是香烟本身，而是当时的具体情况。如果能成功戒烟，你在这些情况下会更开心，更能抵抗压力。下一章会详细解释这一问题。

第 14 章　CHAPTER 14
我究竟要放弃什么？

什么都不用放弃！是恐惧让我们有如下担心：戒烟意味着放弃一些东西，少了一些生活的乐趣；我们可能会无法面对压力。

我们之所以会相信，我们需要吸烟，一旦戒烟就会导致某些方面的空虚，完全是社会洗脑的结果。

记住，吸烟并不能填补空虚，吸烟才是造成空虚的罪魁祸首！

我们的身体是地球上最复杂的东西之一。让我们的身体成为今天这样的，无论是全能的上帝也好，是自然选择也好，其效率远远超过了人类创造东西的效率。人类甚至无法造出最简单的细胞，更别提视觉、生殖、循环、思维等生理机能了。如果上帝（抑或自然选择）让我们的身体成为今天这样，是为了让我们能够吸烟，他（它）就会给我们相应的生理机能，让我们免受香烟中的毒素影响。

这样的生理机能当然并不存在。事实上，我们的身体拥有另一套机能，那就是闻到烟味时的咳嗽、头晕、恶心等反应。此类反应原来是为了提醒我们远离香烟，我们却反其道而行之。

吸烟不会提高生活质量，只会毁了我们的生活。吸烟会导致味觉和嗅觉下降，让我们无法享受美食。在饭店里，吸烟者会利用上菜的间隙抽烟。他们等不到饭局结束，因为吃饭时不能吸烟。尽管他们知道不吸烟的人很讨厌他们的做法，却还是忍不住要这样做。吸烟者并非不通情理，只不过是对香烟形成了依赖。他们面临的两种选择都十分糟糕：要么因为不能吸烟而痛苦，要么因为吸烟影响其他人、产生负罪感而痛苦。

在禁止吸烟的场所，许多吸烟者会借口上厕所，偷偷在远离人群的地方点起一支烟。这种做法清楚地表明，吸烟的本质其实是毒瘾。吸烟者之所以吸烟，并不是因为享受吸烟的感觉，而是因为毒瘾发作，不吸烟的话就会十分痛苦。

我们中的许多人都是在年少害羞的时候，为了应付社交场合而开始吸烟的，所以我们形成了这样的印象，不吸烟就无法享受社交的乐趣。这完全是无稽之谈。吸烟会破坏你的自信心，让你感觉到没来由的恐惧。许多吸烟的女性在社交场合上尽管衣冠楚楚，嘴里却散发着烟臭。她们不是不想让自己的气味好闻一些——她们其实很讨厌自己头发和衣服的气味——但是即使这样，她们仍然会继续吸烟。这就是恐惧作用的结果。

吸烟无法帮你享受社交的乐趣，只会起到相反的效果。一手抽烟，一手拿着酒杯，一边小心翼翼地弹着烟灰，一边还要注意不把烟气喷到别人脸上，心里猜测着别人是否能闻到你身上的烟味，是否注意到了你牙齿上的焦痕——这样的情况下何谈享受？

戒烟不会让你放弃任何东西，只会给你带来许多好处。对于吸烟者来说，戒烟的主要动机在于健康、金钱和社会形象方面的考虑。这些的确很重要，但我认为戒烟最大的好处是心理方面的，包括：

- 自信和勇气的回归。
- 摆脱烟瘾的奴役，重获自由。
- 可以安心生活，不必担心别人瞧不起你，也不必瞧不起你自己。

戒烟之后，你的生活质量会有相当大的提升。你不仅更健康，更富有，而且更快乐，更能享受生活的乐趣。

以下几章会详细讨论戒烟的益处。

假设你得了一种怪病，脸上又痛又痒。我正好有一种特效药。我对你说："试试这种药吧。"你把药涂在脸上，症状立刻就消失了。一个星期之后，症状复发。你问我："药还有吗？"我把药瓶递给你："留着吧，或许以后还用得到。"你涂了药，症状又消失了，然而每次复发都更痛，程度更重，间隔时间也更短。最后症状完全覆盖了你的脸，痛得难以忍受，而且每半个小时就复发一次。你知道涂药能暂时缓解症状，但你也非常担心，如果症状扩张到全身怎么办？复发间隔会不会越来越短，以至于最后完全没有间隔？你去找医生，可是他也治不了你的病。你尝试了很多别的方法，但是都没有效果，除了那瓶所谓的特效药。

现在，你已经彻底离不开特效药了，每当外出都随身带着一瓶。如果需要出远门，你就随身带上好几瓶药。不过我已经对特效药开始收费，每瓶100块钱。除了乖乖掏钱，你没有别的办法。

突然有一天，你在报纸上读到，你并不是唯一患上这种怪病的人，许多人都面临同样的问题。事实上，医学专家已经发现，特效药并不能治愈这种病，只能让病灶暂时缩回皮肤底下。症状之所以越来越重，就是长期用药的缘故。要想让症状彻底消失，唯一的办法是停止用药，症状会随着时间自然好转。

你还会继续用药吗？

停止用药需要意志力吗？如果你不相信报纸上的话，或许会犹豫一段时间，但是当你停止用药，发现症状确实有所好转时，你肯定再也不会买这种所谓的特效药了。

你的生活质量会下降吗？当然不会。你原本面临一个看似无法解决的问题，现在突然有了办法。即使彻底康复需要一年时间，但每一天症状都会减轻一点，每一天你都会想："太棒了！我再也不用担心了。"

我熄灭这辈子最后一根香烟时，心中的想法就是这样。这个例子中的怪病绝不是指肺癌、动脉硬化、肺气肿、心绞痛、慢性哮喘、支气管炎、冠心病这些疾病，这些只是怪病的并发症状。当然，它也不是金钱的浪费，不是呼出的臭味和焦黄的牙齿，不是嗜睡，不是咳嗽和打喷嚏，不是被别人瞧不起，也不是你自己瞧不起自己，这些都只是怪病的后果。怪病就是吸烟本身，是"我需要吸烟"这样的感觉。不吸烟的人就没有这样的感觉。吸烟的最大害处是让我们恐惧，而戒烟带给我们的最大好处，就是永远消灭这种恐惧。

成功戒烟时，我有一种醍醐灌顶的感觉。我忽然清楚地意识到：我吸烟既不是因为自己意志薄弱，也不是因为真的需要香烟。我吸烟是因为第一支烟让我产生了烟瘾，而之后的每一支烟都在加重这种烟瘾。我还意识到：我并不是唯一做这场噩梦的人，所有的吸烟者都在做着同样的噩梦，只不过程度没有我重而已。他们也像我过去一样，努力寻找着各种借口，为自己的愚蠢找借口。

自由的感觉真好！

第 15 章　CHAPTER 15
自愿的奴役

　　社会洗脑造成的效应之一，就是让吸烟者自愿接受烟瘾的奴役。

　　全人类曾为消灭奴隶制度奋斗过好几个世纪，然而吸烟者终其一生，都生活在烟瘾的奴役中。他似乎意识不到，每当吸烟的时候，他都情愿自己从来没有染上烟瘾。我们不仅无法享受吸烟的感觉，而且大多数时候，我们甚至意识不到自己正在吸烟。只有在一段时间没有烟抽之后，我们才会误以为吸烟是一种享受，比如早上第一支烟、饭后第一支烟等。

　　只有当我们决心戒烟，或是弄不到香烟，或是身处禁止吸烟的地方（学校、医院、超市、剧院、教堂等）时，才会觉得吸烟很重要。

　　吸烟者必须意识到，禁止吸烟的地方会越来越多。总有一天，任何公共场合都不允许吸烟。

　　过去吸烟者迈进朋友或陌生人家里时，还可以问一句"你介意我吸烟吗"？现在，社会礼仪已经不允许他开口，他只能绝望地打量周围，希望看到一个留有烟痕的烟灰缸。如果看不到，他只能强忍烟瘾，直到实在忍不住，不得不征求主人的同意。主人的回答有可能是"实在忍不住就吸吧"，也有可能是"最好还是不要，烟味很长时间都散不掉"。

> "过去我以为自己只有靠吸烟才能直面压力。现在我知道，我面对压力的表现更好了。"
>
> ——珍妮弗·O

可怜的吸烟者，原本已经感觉十分糟糕，现在更是无地自容。

我还记得，在我还是个烟鬼时，每次去教堂做礼拜都是一场折磨。即使是在我女儿的婚礼上，我满心想的也都是"再忍一忍吧，等出了教堂门就自由了"。

在这种时候观察吸烟者，会发现他们通常聚在一起，掏出自己的烟盒递给别人。他们的对话通常是：

"你抽烟吗？"

"是的，不过还是抽我的吧。"

"下次再说。"

两人点起烟深吸一口，心里想："我们不是很幸运吗？这样的享受，不吸烟的人可体会不到。"

不吸烟的人也不需要这样的"享受"，不需要用烟气毒害自己的身体。吸烟者的可怜之处在于，即使是正在吸烟时，他们也无法体会跟非吸烟者一样的感觉——自信、安详以及心灵的宁静。不吸烟的人每时每刻都在享受生活，不会在禁烟场所心烦意乱、坐立不安。

过去冬天打室内保龄球时，我经常假装上厕所，然后偷偷点一支烟。这样的事原本只有 14 岁的男孩子会做，而我却是个 40 岁的会计师。真是可怜！就算回到球场上，我也无法享受打球的过程，只是在强忍着等球打完，好重获"自由"。保龄球原本是一种休闲，却因为吸烟成为一种负担。

对我来说，戒烟的最大快乐就是，我终于可以自由享受生活，不必再忍受烟瘾的奴役。不必再花一半的时间盼望着吸烟，另一半时间则一边吸烟，一边希望自己当初没有染上烟瘾。

吸烟者应该时刻记住，当他们在非吸烟者家里或禁止吸烟的场所忍受折磨时，折磨他们的并不是非吸烟者，而是尼古丁这个恶魔。

第 16 章　CHAPTER 16
你真的不在乎钱吗?

我已经重复过不知多少次,社会的洗脑是导致戒烟困难的主要原因。我们把洗脑的内容分析得越清楚,真正开始戒烟时就会越容易。

我偶尔会与一些吸烟者发生争论,这些人被我称为"重度吸烟者"。我对重度吸烟者的定义是:不在乎买烟的钱,不相信吸烟有害健康,也不担心吸烟有损形象。今天,像这样的吸烟者已经很少了。

如果他是个年轻人,我会说:"我不相信你真的不在乎花在吸烟上的钱。"

通常他会眼睛一亮。如果我说的是健康或者社会形象方面的事,他可能会觉得有些吃亏,但是关于钱——"哦,我付得起。一周只要大概若干数量的钱,而且我认为这钱花得值。吸烟是我仅有的爱好。"

如果他属于那种每天 20 支烟的吸烟者,我会说:"我还是不相信你完全不在乎。按你吸烟的速度，一辈子至少要花掉10万块钱。你为什么要浪费这些钱？就算把钱扔进垃圾箱，或者点火烧掉，也比花钱毒害自己的身体、摧毁自己的信心和意志、忍受烟瘾的奴役来得好。你难道真的不担心吗？"

"你让我重新体验到了世界的美丽，让我的身体充满活力——23岁的年轻人本来应有的活力。"

——佐兰·K

很明显，绝大多数年轻的吸烟者从未考虑过一辈子吸烟的费用。大部分吸烟者只知道一包香烟需要花多少钱。偶尔我们也会计算一周花在吸烟上的钱数，然后他们一般会十分吃惊。在十分偶然的情况下（通常是考虑戒烟的时候），我们会计算一年花在吸烟上的钱数，这通常是一笔大数目，但是一辈子——没有人会想到去计算。

不过，为了赢得这场争论，重度吸烟者会告诉我："我出得起这笔钱。平均到每周也不过若干数量的钱而已。"他实际上是在自己说服自己。

然后我会说："那我现在提个条件，你一定无法拒绝。你现在付给我2500元，我会一辈子替你买烟。"

如果我以2500元的价格出售价值10万元物品的抵押权，吸烟者肯定会立即签字画押，然而却从没有一个重度吸烟者接受过我提出的条件，尽管他们从来没想过戒烟。为什么？

通常在对话进行到这种程度时，吸烟者会告诉我："你知道，我其实不太在乎钱的事。"如果你也是这么想，问问自己为什么不在乎。为什么在其他方面你都精打细算，唯独不在乎花大笔的金钱破坏你自己的生活？

原因是这样的：在生活的其他方面，你的决定通常是权衡利弊的结果。或许某些决定并不正确，但至少是经过理性思考的。然而，假如吸烟者就吸烟权衡利弊，唯一的结论只能是"赶快戒烟！你是个笨蛋"！由此可见，吸烟者之所以吸烟，绝不是理性思考之后的决定，而是因为他们觉得自己无法停下来。他们对自己进行了洗脑，像鸵鸟一样把头埋进了沙子里。

奇怪的是，吸烟者彼此之间还会打赌，比如"谁第一个戒烟，就付给对方 50 元"。买烟的钱是 50 元的成百上千倍，他们却毫不在意。这是因为他们是在以洗脑后的方式思考。

擦亮你的眼睛。吸烟是一种连锁反应，如果你不主动戒烟的话，它会终生纠缠着你。现在估计一下，你这辈子还会因吸烟花掉多少钱。不同人的估计不尽相同，为了方便，我们先假定是 15000 元。

这样，你很快就会开始戒烟（现在还不行——记住之前的指示）。只要你不再掉进烟瘾陷阱，就算是戒烟成功。所以，一旦决定戒烟，就不要点起那第一支烟。否则，那一支烟就会花掉你 15000 元。

如果你认为这样的思考方法不合情理，那你还是在欺骗你自己。只要算一算，自打开始吸烟，你已经花掉了多少钱。

如果你同意这样的思考方法，那就不妨想一想，假如 15000 元突然从天上掉下来，你会是什么感觉。你肯定会高兴得跳起来！那就跳吧！因为这笔钱很快就要掉下来了——等到你读完本书开始戒烟的时候。这是戒烟带来的好处之一。

戒断期间，你或许会想再抽一支烟。如果你记得提醒自己，这一支烟要花 15000 元，或许就能更好地抵抗诱惑。

之前提到的那个 2500 元的条件，我已经在电视和广播上提了许多年，至今没有一个吸烟者答应。我参加的高尔夫球俱乐部里也有人吸烟，每次他们抱怨香烟涨价，我就拿那个条件挑逗他们。不过我不敢做得太过火，生怕他们中真的有人答应——要是那样的话，我的损失可就大了。

如果你周围都是"快乐"的吸烟者，都说自己很享受吸烟的感觉，那就告诉他们你认识一个傻瓜，只要别人预付他一年的烟钱，就会终生替那个人买烟。或许你能找到一个愿意接受我条件的人？

第 17 章 CHAPTER 17
为什么要往最坏处想?

这是洗脑作用最为严重的领域。吸烟者自以为了解吸烟对健康的危害，其实则不然。我自己以前就是这样，即使在整天头痛欲裂、担心自己突然死亡的日子里，我仍然在自欺欺人。假如在那段时间，我从烟盒里抽出一支烟的时候，一个声音突然对我说："亚伦，这就是最后一支烟了！最后的警告：直到现在为止你都安然无恙，但只要你再抽一支烟，你的头就会真的裂开。"你觉得我会把烟点着吗？

如果你不能确定，可以走到交通繁忙的大街上，闭上眼睛，想象你只有两种选择：或者戒烟，或者闭着眼睛横穿整条街。

你几乎肯定会做出第二种选择。所有吸烟者的精神状态都是这样：闭上眼睛，把头埋进沙子里，不去正视事实，而是幻想着某一天早上醒来，突然就不想吸烟了。吸烟者无法思考吸烟对健康的危害，因为一旦他们开始认真思考，连吸烟这个"习惯"提供的"享受"都没有了。

> "过去，生活经常让我感到恐惧，我以为只有吸烟才能缓解这种恐惧。现在我发现，生活其实十分美好，完全没有什么可恐惧的。真的十分感谢你为我做的一切。"
>
> ——佩蒂·D

正因如此，大众媒体上的戒烟宣传才几乎毫无效果。只有非吸烟者才会认真去看这些宣传。吸烟者只会对吸烟的危害性视而不见，因为他们无法承受事情的严重性。

每个星期大约六次，我会与吸烟者发生这样的对话（通常以年轻吸烟者为多）。

我：你为什么打算戒烟？

吸烟者：买不起烟。

我：那你不担心吸烟会损害健康吗？

吸烟者：当然不担心。或许我明天就会被车撞了。

我：你会故意被车撞吗？

吸烟者：当然不会。

我：那你过街之前会左右看看，确定没有车撞过来吗？

吸烟者：当然会。

的确是这样。吸烟者会努力做好预防措施，避免自己被车撞上，而且发生车祸的概率其实非常低。然而尽管吸烟百分之百会摧毁他们的健康，他们却完全不做任何预防。这就是洗脑的力量。

我还记得英国一位著名高尔夫球选手，因为害怕飞机失事，他拒绝去美国参加巡回赛，然而他在球场上却会一支接一支地吸烟。很奇怪，飞机失事的概率只有几十万分之一，我们就如此担心，而吸烟的致死率高达25%，我们却毫不在乎。那么，我们又能从吸烟中得到什么呢？

什么都得不到！

吸烟者很少清楚咳嗽的意义。许多年轻吸烟者都告诉我，他们并不担心健康问题，因为他们很少咳嗽。事实上，咳嗽并不是一种疾病，而是一种症状，是肺部排斥异物的自然反应。吸烟者的咳嗽，其实是肺部正在排斥致癌性的焦油和毒素。如果他们不咳嗽，焦油和毒素就会留在肺部，导致癌症等严重疾病。吸烟者通常很少运动，而且呼吸浅而急，目的是防止咳嗽。我过去曾以为，吸烟引发的咳嗽会让我丧命。事实上，正是咳嗽减少了我肺内的有害物质积累，或许我就是因此捡回一命。

你可以这样想：如果你有一辆好车却从来不开，任由它慢慢生锈，这样的做法显然非常愚蠢，因为等到车子锈掉就没有任何用处了。不过，只要有钱，你总可以买辆新车。你的身体就是载着你驶过人生的车子。我们都说健康是最宝贵的资产，这句话无比正确，问问那些身染陈疾的亿万富翁就知道了。我们许多人在患上严重疾病时，都会祈祷上天让自己早日康复。吸烟会让你的"车子"生锈，最终彻底报废——而你这一辈子只有这一辆"车子"。

运用你的智慧。你用不着这么做,而且吸烟对你一点好处都没有。

不要把头埋进沙子里。问问你自己,假如你很确定下一支香烟就会让你癌症发作,你还会不会把它点燃。不要想癌症本身(因为很难想象),只要想象你必须住院治疗,必须忍受放疗和化疗的痛苦。你所要考虑的不只是你的死亡,还不包括你的生活。你的亲友爱人该怎么办呢?你的计划和梦想呢?

我经常接触因吸烟患上癌症的人。他们也没想到会是这样的结果,而且最糟糕的还不是癌症本身,而是他们清楚,癌症完全是他们自找的。他们吸烟的时候,总是会告诉自己:"我明天就会戒烟的。"直到情势已无可挽回,他们才追悔莫及。癌症让他们看透了洗脑的本质,他们终于意识到所谓的"习惯"其实是怎么回事。在所剩不多的余生中,他们唯一的念头就是:"我为什么要欺骗自己,觉得自己非吸烟不可?要是再给我一次机会……"

不要欺骗你自己。你还有机会。吸烟是一种连锁反应,如果你点燃下一支烟,就会点燃再下一支,直到为时已晚。

无数统计结果都显示,吸烟确实能对健康造成巨大的危害。问题在于,吸烟者并不愿意了解这些统计结果,直到他们决定戒烟为止。政府和大众媒体的戒烟宣传对他们毫无效果,因为他们具有"选择性失明"的能力。如果他们偶尔看见这样的宣传,第一个反应就是先点上一支烟。

很多吸烟者以为吸烟对健康的损害是"全或无"式的概率事件,就像踩地雷一样。记住:这样想是错误的,吸烟对健康的损害是积累性的。每次你吸进一口烟，肺部积累的致癌性焦油都会增加一点，而且癌症还不是吸烟能导致的最严重疾病。吸烟还是心脏病、动脉硬化、肺气肿、心绞痛、脑血栓、慢性支气管炎、哮喘等疾病的重要诱因。

我自己还吸烟的时候，从来没听说过动脉硬化或肺气肿这些病名。我只知道咳嗽、打喷嚏、哮喘和支气管炎症状是吸烟引发的。尽管这些症状给我造成了不适，但都在我的忍受范围之内。

我也不是没有过对肺癌的担忧，但这样的想法实在太过可怕，以至于每次一出现就被我赶出脑海。尽管吸烟的健康危害能造成极大的恐惧，但却完全被戒烟带来的恐惧淹没了。并不是说戒烟的恐惧更大，而是更直接，而对肺癌的恐惧却似乎是件十分遥远的事情。我们会反复告诉自己：为什么要往最坏处想？或许坏事情并不会发生。或许早在癌症发作之前，我已经成功戒烟了。

我们经常把吸烟想象成一件矛盾的事情。一方面，吸烟有害健康，浪费金钱，受人歧视，而且让我们得不到自由；另一方面，我们又认为吸烟是一种享受，是我们的爱好和精神寄托。我们从来没有想过，这些感觉其实都是恐惧导致的。我们并不是享受吸烟的感觉，只是无法忍受不吸烟的滋味。

想象一下，海洛因上瘾者如果得不到海洛因，该有多么痛苦，而当他们终于得到海洛因注射时，痛苦就会缓解。你能把这种暂时的缓解称为享受吗？

非海洛因上瘾者绝不会有这样的"享受"，因为他们原本就没有痛苦。痛苦是由海洛因导致的。非吸烟者也不会因无法吸烟而痛苦，只有吸烟者才会。他们的痛苦是由尼古丁导致的。

对肺癌的恐惧并没有让我戒烟，因为我当时以为吸烟如同穿过地雷阵，并不一定会踩到地雷。如果万一踩上了——至少我事先知道有这样的风险，如果我愿意冒险的话，跟别人又有什么关系？

所以，如果哪个不吸烟的人对我强调吸烟的风险，我就会用吸烟者典型的方法争辩：

"所有人最后都会死。"

——的确是这样，但这能成为故意缩短你生命的理由吗？

"生活质量比长寿更重要。"

——一点都没错，但是这就等于是说，酒鬼或者海洛因上瘾者的生活质量，比正常人还要高？你真的认为吸烟者的生活质量比非吸烟者高吗？吸烟者不仅寿命更短，生活质量也会不断下降。

"或许汽车尾气对我肺部的损害比吸烟更大。"

——就算是这样，这是进一步损害肺部的理由吗？假如有人把嘴凑到汽车排气管上，故意把有毒的汽车尾气吸进肺部，你会怎么想？

事实上，吸烟者就是这么做的！下次你看到哪个吸烟者叼着烟卷，不妨想象一下他嘴里含着汽车排气管的样子。

现在我完全能够理解，吸烟引起的不适和对肺癌的恐惧，但为什么这并没有让我戒烟。前者我能够忍受，后者我则拒绝思考。我的戒烟法绝不是靠恐吓来达到让你戒烟的目的，而是正好相反——让你意识到戒烟之后，你的生活会变得多么美好。

不过我的确认为，如果当初知道我的身体正在发生什么，我一定会戒烟的。我并不提倡把吸烟者肺部的彩色透视照片拿给他们看，或者类似的冲击疗法。事实上，我从自己焦黄的手指和牙齿就可以推断，我的肺部一定好不了多少。但只要肺部还能工作，就不会像手指和牙齿一样让我难堪——至少没人能看见我的肺部。

而当时在我的身体里，血管正在逐渐被废物堵塞，肌肉和器官正面临缺氧，同时受到一氧化碳等有害物质的荼毒。这些有害物质绝不仅仅是来自汽车尾气，更主要的来源是吸烟。

与绝大多数开车的人一样，我绝不会在油箱里加入杂质很多的汽油，更不会让化油器堵塞。如果你买了一辆全新的罗尔斯·罗伊斯，会故意使用杂质很多的汽油，导致化油器堵塞吗？吸烟者对自己的身体就是这么做的。

随着医学研究的进展，许多疾病都被发现与吸烟有关，如糖尿病、宫颈癌、乳腺癌等。我对此并不感到惊讶。烟草生产商的一贯说法是，吸烟能直接导致肺癌的说法，并没有系统的科学证明。

然而有了足够多的统计数字，还需要系统的科学证明吗？从来没有人用严格的科学方法对我证明，假如我用锤子砸自己的大拇指，就会感到疼痛。不过，只要有一次教训，我就知道绝不能这么做。

我并不是一名医生，但我仍然很快意识到，正如大拇指痛是因为被锤子砸到一样，我的咳嗽、肺病、哮喘、支气管炎等症状都是吸烟的缘故。不过我相信，吸烟对身体的最大危害还不是这些，而是对免疫系统的损害。

地球上所有的动植物都时刻暴露在细菌、病毒和寄生虫的威胁之下，而免疫系统就是它们对抗这些威胁的武器。传染病、感染等都是外来病原体入侵的结果，如果免疫机能足够强大，就可以消除这些病原体的影响。如果你的身体长期缺氧，还遭到一氧化碳和各种化学毒素的危害，你的免疫系统怎么能正常工作？事实上，与其说吸烟直接引发了各种相关疾病，不如说这些疾病都是免疫力下降的结果。

吸烟对我的健康造成了许多影响，其中有些影响是我在戒烟多年后才感觉到的。

当鄙视那些宁愿失去双腿也不愿戒烟的人时，我还没有意识到自己其实已经因吸烟患上了动脉硬化。我总以为自己脸色偏灰是缺乏锻炼的结果，从没想过，这样的脸色其实是毛细血管栓塞导致的。我30岁时患上了静脉曲张，戒烟后症状就自然消失了。戒烟前的五年里，我的双腿每逢夜里就有一种奇怪的感觉，不是疼痛，但就是无法安生。当时我妻子每天晚上为我按摩腿部。直到戒烟快一年时我才意识到，戒烟后我再也用不着她按摩了。

戒烟前的最后两年，我的胸部偶尔会剧烈疼痛，当时我很担心那是肺癌发作的表征。现在我觉得那更可能是心绞痛。戒烟后，疼痛再也没出现过。

小时候，每当皮肤擦破时都会流很多血，这让我非常害怕。当时没人对我解释，流血其实是伤口的自然消毒过程，之后伤口就开始愈合。我当时以为自己患了白血病，担心总有一天会流血而死。吸烟一段时间之后，我发现即使伤口很深，我也不怎么流血，而且流出的血液呈棕红色。

这颜色让我觉得非常不对劲儿。我知道血应该是鲜红色的，觉得自己可能是患了某种血液疾病。不过我并不担心，因为流血的程度没有过去严重了。直到戒烟成功之后我才意识到,吸烟会让血液变得黏稠,而棕红色是血液缺氧的表现。现在回想起来我还十分后怕,吸烟曾对我的身体造成如此严重的影响。每当想到我的心脏曾经不堪重荷,努力把黏稠的血液送往全身血管,一秒钟都没有停歇,我都觉得当初我没有心脏病发作,简直是天大的奇迹。我们的身体真是神奇,承受了如此严重的损害,居然还能自然恢复过来!

40多岁时,我的双手开始出现黄褐斑,像年纪很老的人一样。我以为这是自己开始步入老年的征兆,也就不以为然。五年后,我开起了自己的戒烟诊所,一位来求诊的吸烟者告诉我,过去他尝试戒烟的时候,发现自己手上的黄褐斑消失了。他的话提醒了我,到那时我才注意到自己的黄褐斑也消失了。

过去每当我站起身时,如果动作太快,就会感到眼花缭乱。洗澡时这种感觉尤其严重,我会感到头晕目眩,仿佛就要昏迷了一样。我从来没有把这种反应同吸烟联系起来,以为这是人人都有的正常反应。直到10年前一位戒烟成功者告诉我,他过去也曾有过这种反应,戒烟后就消失了,我才意识到我也是一样。

吸烟的最大危害之一在于,尼古丁能消磨我们的意志,同时又给我们以提高意志力的假象。我父亲曾说,他根本不打算活到50岁,这让我十分震惊。当时我完全没想到,20年后,我自己也出现了同样的厌世态度。自然,这都是吸烟的结果。我小时候十分恐惧死亡,所以当时我想,是吸烟帮我战胜了这种恐惧。然而事实却是,吸烟让我开始恐惧生活!

现在我对死亡的恐惧又回来了,但我并不在乎,因为我知道我现在终于能享受生活了。我并不会被对死亡的恐惧压倒，一如小时候一样。我的全部精力都放在享受生活上。尽管我很可能活不到100岁，但我会尽力尝试。我要享受生命中的每一分钟！

吸烟时，我几乎每天夜里都要做噩梦，梦见自己正被什么东西追逐。现在我只能假定，这样的噩梦是空虚感的结果，是尼古丁戒断症状导致的。现在我只有极少数时候会梦见自己又开始吸烟了——这是我现在唯一的噩梦。对于戒烟者来说，这种情况十分常见。有些人担心，这说明他们的潜意识仍然渴望着吸烟。其实，用不着担心，既然这样的内容只能在噩梦中出现，就说明戒烟后的生活是健康幸福的。况且，醒来之后你会发现，让你害怕的不过是一场噩梦而已。

此外，戒烟在另外一个方面，也为我提供了意想不到的好处。在诊所里跟吸烟者讨论吸烟与注意力之间的关系时，我偶尔会问："你身体的哪一个器官最需要血液供应？"某些男患者立即表现出一副心知肚明的样子，还带着满脸傻笑，明显完全误会了我的意思。不过，他们的误会也不是没有道理。作为一个传统的英国人，我觉得这样的话题有点难堪，也不愿详细讨论吸烟对性功能的影响。不过戒烟后不久，我的确发现自己在这方面的能力有了显著的提升，或者应该说恢复。

如果你看过表现大自然的纪录片，就会意识到自然界的生物第一天性是生存，第二天性则是物种的生存，亦即繁殖。由于自然选择的作用，只有身体健康、食物供应充足、伴侣合适的生物，才具备繁殖的能力。人类具有社会性，所以并不完全受这一规则限制，不过我的确知道，吸烟有可能导致不孕或不育。戒烟后，你不仅身体更强健，性能力也会大大提高。

吸烟者经常会认为吸烟的危害性被夸大了。实际情况恰恰相反。吸烟毫无疑问是现代社会的第一大杀手。尽管吸烟是许多人死亡的直接或间接原因，但因为统计方式的关系，他们的死亡往往不会与吸烟联系起来。

据估计，约有44%的家庭失火是吸烟导致的。没有人统计过，究竟有多少交通事故是在司机点烟时发生的。

我开车通常很小心，但有一次差点出事，当时我一边开车一边卷烟卷。我经常在开车时把嘴里的烟卷咳掉——似乎烟头每次都会烫坏车座。我敢肯定，许多吸烟者都经历过一只手控制方向盘、一只手在车座间摸索烟头的感觉。

社会洗脑作用对吸烟者的影响，就好比一个人正从100层的高楼上掉下来，却在经过第50层的时候说："到现在为止还不错！"我们以为自己一直都很幸运，再吸一支也没关系。

不妨换个角度思考：每一支烟都会导致你继续抽下一支烟，你一辈子吸的烟可以连接成一条导火索。问题在于，你不知道导火索到底有多长。每当你点起一支烟，导火索就烧掉了一点，你离最终的大爆炸又近了一步。你怎么能知道爆炸会在什么时候发生？

第18章　CHAPTER 18
精力旺盛的感觉真好！

吸烟会对肺部造成损害，这是绝大多数吸烟者都清楚的。吸烟还会导致精力下降，对于这一点，许多人就没那么清楚了。

吸烟陷阱的可怕之处就在于，吸烟对身体和精神的影响都是积累性的，以至于我们根本意识不到这些影响，还以为我们仍然处在正常状态。

这与不良饮食习惯的影响十分相似。由于体重增加的速度很缓慢，我们完全感觉不到警惕。看到挺着啤酒肚的大胖子，我们总会想，他们怎么会任由自己的身体变成这样？

但是假设这一切都是一夜之间发生的。假设你上床时体重65公斤，肌肉结实，没有一点多余的赘肉。起床时，你的体重变成了85公斤，浑身都是肥肉，还挺着圆鼓鼓的大肚子。一夜的睡眠并没有恢复你的精力，反倒让你感觉昏昏欲睡，几乎睁不开眼睛。如果是这样，你一定会非常惊惶，不知道自己身上究竟发生了什么。不过，如果这样的变化历经20年，或许你完全注意不到。

吸烟也是一样。如果我能让你瞬间体验到戒烟三个星期后的身心状态，那我就用不着进一步说服你戒烟了。你会想："我真的会感觉这么好吗？"反过来就是："我现在的情况这么糟糕吗？"戒烟后，你不仅会感觉更健康，精力更充沛，而且更自信，更放松，感觉也会变得更加敏锐。

> "过去我从来没有想象过，我居然可以一整天不吸一支烟。现在……我难以想象的是，我过去居然吸了那么长时间的烟，并且对戒烟心怀恐惧。"
>
> ——贝弗利·J

年轻时我曾经很喜欢运动，但在染上烟瘾后的30多年里，我几乎忘记了运动的感觉。我每天都生活在疲劳和困倦中。每天上午九点我才挣扎着起床，晚饭后看着电视，五分钟之内就会打瞌睡。我父亲当年的生活状态也是这样，所以我并没觉得这样有什么不妥。我以为精力旺盛是孩子和青年人的专利，因为我的精力是从20多岁时开始下降的。

戒烟后不久，我的肺病和咳嗽症状都消失了，哮喘和支气管炎也不再发作。与此同时，我还体验到了另一种神奇的变化：我每天早晨七点钟起床，感觉精力充沛，浑身充满了活力，甚至希望能出门跑跑步或是游游泳。48岁的时候，我连一步都跑不动，游泳更不用提，能称得上锻炼的活动只有保龄球和高尔夫，而且打高尔夫的时候还得坐在电动车上。69 岁的时候，我每天运动半个小时，还不包括游泳的时间。精力旺盛的感觉非常好，让我的生活充实了很多。

问题在于当你戒烟之后，这些变化也不是一夜间发生的，而是需要时间——虽然远远没有你吸烟的时间那么长。如果你使用的是意志力戒烟法，或许在健康或经济状况方面的好转，会完全被戒烟法导致的沮丧情绪抵消掉。

不幸的是，我无法瞬间让你体会到戒烟三个星期后的感觉。但是你可以！只要相信我的话，那么你要做的就只有：动用你的想象力！

第 19 章 CHAPTER 19
放松与自信

认为吸烟能让你放松，提高你的自信心，或许是最严重的错误。对我来说，戒烟的最大好处就是，我终于摆脱了烟瘾的奴役，再也不用在担惊受怕中生活。

吸烟者晚上外出时，如果身上带的香烟很少，就会产生莫名的不安全感。他们不知道的是，这种不安全感正是吸烟导致的。不吸烟的人就不会有这种感觉。

直到戒烟成功后几个月，我通过跟其他吸烟者交流，才意识到吸烟对心理的影响。

戒烟前的 25 年里，我从未做过体检。购买保险时，我坚持选择"不接受体检"，尽管那样会提高保险费。我不喜欢医院、医生，甚至牙医给我的感觉也不好。我无法面对衰老、养老保险这样的话题。

过去我以为，这与我吸烟的"习惯"并没有关系，但是戒烟成功之后，我仿佛大梦初醒一般。现在我热切期待着每一天的生活。当然，生活中仍然有不顺心的事情，也有各方面的压力，但我有足够的信心面对这一切。生活中原本美好的内容，戒烟后更是锦上添花。

第 20 章　CHAPTER 20
驱散你内心的阴影

戒烟还有一个好处，就是可以驱散我们原有的心理阴影。

所有吸烟者心底都清楚，吸烟其实是一种愚蠢的行为。他们下意识地点起一支又一支烟，拒绝考虑这样做的严重后果。不过，他们的潜意识里其实已经留下了阴影。

戒烟的好处多种多样，其中一些是我还在吸烟时就清楚的，如保护健康、省钱、恢复身心自由，等等。不过，我偏偏拒绝了这些好处，而是专注于为继续吸烟寻找借口。

奇怪的是，每次尝试用意志力强行戒烟的时候，我都能找到最合适的借口。我无法把关于健康和金钱的担忧赶出脑海，但却可以对其他很多东西"选择性失明"。我已经提到过烟瘾的奴役——花一半的时间盼望着吸烟，另一半时间则一边吸烟，一边希望自己当初没有染上烟瘾。我也描述了恢复旺盛的精力带给我的喜悦。不过最让我快乐的还是，戒烟让我彻底摆脱了所有心理阴影——我不再觉得被人鄙视，不再需要对非吸烟者道歉。我重新获得了自尊。

绝大多数吸烟者并不是意志薄弱的人。即使在烟瘾最严重的时候，我也能控制生活的每个方面，除了吸烟本身。尽管明明知道吸烟会毁掉我的生活，我仍然无法自拔，这让我对自己充满了憎恶。成功戒烟后，我再看到其他吸烟者时——无论他们年轻还是年老，吸烟程度轻还是重——不仅不会羡慕他们，还感到深深的遗憾，因为他们仍处在烟瘾的奴役之下。

以上几章介绍了戒烟的好处。为了平衡起见，下面一整章的内容都用来介绍吸烟的好处。

第 21 章　CHAPTER 21
吸烟的好处

第 22 章　CHAPTER 22
意志力戒烟法的弊端

人们似乎普遍认为戒烟是一件难事，即使是戒烟方面的书籍，通常也会在开头部分描述戒烟的困难。其实，戒烟是一件无比简单的事情。我知道你仍然心存怀疑，但是请先听我说。

如果你的目标是在 4 分钟内跑完 1600 米，那么这的确很难，你需要多年的艰苦训练，即使这样也并不一定能成功（人类取得的突破性成就，很多都是打破固定思维模式的结果。在罗杰·班尼斯特 4 分钟之内跑完 1600 米之前，人们都认为这是不可能的。但在今天，许多优秀运动员的成绩已经远远超过这一水平）。

不过，如果你的目标是戒烟的话，那你只要停止吸烟就可以了。没有人强迫你吸烟（除了你自己），而且吸烟并不是你的生存需要。所以如果你决定停止吸烟的话，又能有什么困难？事实上，困难是吸烟者自己创造的，因为他们使用的是意志力戒烟法。任何会让吸烟者觉得戒烟是一种牺牲的戒烟方法，我都定义为意志力戒烟法。下面就来分析一下这类方法。

我们并不是自主决定成为吸烟者的。我们最初只不过是想尝试一下吸烟的感觉，因为那感觉十分糟糕，我们觉得自己如果想戒烟的话，肯定随时都能成功。起初我们只有在想到时才会吸烟，而且通常是在身边有其他吸烟者的时候。

然而不知不觉间，我们开始经常买烟，吸烟也变成了下意识的行为，而且每天都要吸许多支。吸烟变成了生活的一部分，我们总是随身带着烟盒。我们相信，吸烟能缓解压力，帮我们放松，让我们更享受饭后的感觉。我们并没有意识到，饭后吸烟与其他时间吸烟，烟味是一样的。事实上，吸烟既无助于缓解压力，也不能帮我们放松，更无法让我们享受。这些只不过是吸烟者的错觉而已。

通常要过很多时间，我们才会意识到自己染上了烟瘾，因为我们误以为吸烟是一种享受，而不是一种毒瘾。事实上，我们不仅无法从吸烟中得到享受（这是不可能的），而且还对香烟形成了依赖。

直到尝试戒烟的时候，我们才会发现，事情并不是那么简单。年轻时戒烟通常是为了省钱，或者是出于健康方面的考虑。无论是出于何种原因，只有在感觉到压力的时候，我们才会想到戒烟。一旦停止吸烟，尼古丁戒断症状就会出现，让我们产生心理上的空虚感。我们想靠吸烟来缓解这种感觉，但是又没有烟抽，于是心情抑郁不振。抑郁了一段时间之后，我们通常会妥协："我不会像以前抽那么多""现在戒烟时机不对""等到生活没有了压力再说"。然而，一旦没有了压力，我们就失去了戒烟的理由，直到下一次感觉到压力为止。我们永远感觉时机不对，因为随着烟瘾的加深，我们会感觉到越来越重的压力。

事实上，我们承受的外在压力并没有增加，增加的压力正是尼古丁毒瘾导致的。这一机制会在第 28 章中详细讨论。

第一次戒烟失败后，我们会努力欺骗自己，幻想某一天一觉醒来，我们会忽然不再想吸烟了。这样的幻想通常来源于别人的戒烟经历（如"我有一阵子患了流感，病好了之后，我发现自己一点都不想吸烟了"）。

不要欺骗你自己。我进行过深入调查，类似这样的戒烟经历，并不像表面看上去那么简单。在得流感之前，故事中的戒烟者已经做好了戒烟的心理准备，流感只不过是一个契机。我花了 30 多年时间等待这样一天的到来，然而每次患感冒或流感的时候，我唯一期待的就是病快点好，免得影响我吸烟。

通常情况下，这些"莫名其妙"成功戒烟的人都经历过某种冲击，比如某个亲友因吸烟引发的疾病而死，或是他们自己意识到了吸烟的危害性。他们之所以对这一过程轻描淡写，是因为这样描述更容易一些。不要欺骗你自己，戒烟过程绝不是自发的，而是需要你的主观能动性。

让我们仔细分析一下，为什么意志力戒烟法如此之难。自从染上烟瘾以来，我们一直把头埋在沙子里，用"明天我就能戒烟成功"之类的幻想欺骗自己。

偶尔我们也会受到一些刺激，从而决定戒烟。这刺激或许是健康、金钱和社会形象方面的考虑，或许是因为我们意识到吸烟并不是享受，等等。

无论是出于什么原因，我们不再把头埋进沙子里，开始权衡吸烟的利弊得失。我们的理性立即意识到，吸烟有弊无利，必须马上停止。

假如你坐下来，分别为戒烟的好处和吸烟的"好处"逐条打分，那么前者的总分肯定远远高于后者。

不过，尽管你知道戒烟有这么多好处，却在心底把戒烟当成一种牺牲。尽管这只是一种错觉，其暗示力量却十分强大。你并不知道个中原因，但你的确认为，吸烟对你的生活有所帮助。

尝试戒烟之前，你早已受到社会洗脑的影响，再加上你自己对自己的洗脑，你觉得"放弃是一桩难事"。

你曾听说过，有些人戒烟已经好几个月，仍然对烟卷念念不忘。你也听说过，有些人尽管终生不再吸烟，却并没能摆脱烟瘾的折磨。还有些人戒烟多年，生活幸福美满，但却又突然恢复了吸烟的"习惯"。或许你认识一些重度吸烟者，尽管他们的健康已经接近崩溃，而且绝对不是在"享受"吸烟的感觉，但他们却仍在吸烟。你甚至亲身体验过这样的感觉。

所以，你的反应不是"太棒了！你听说了吗？我再也不用吸烟了"，而是感觉自己正面临一桩不可能完成的任务，仿佛攀登珠穆朗玛峰一样。你深信不疑，一旦染上了烟瘾，终生都无法摆脱。许多吸烟者开始戒烟时，甚至会对亲友们说这样的话："对不起，我打算戒烟，接下来几个星期我可能脾气很不好。求你们尽量忍受。"这样的戒烟尝试，还没开始就注定要失败。

假设你强忍住不吸烟，这样过了几天，你肺部的有毒物质迅速减少。因为你这几天没有买烟，口袋里的钱多了不少。这样，你最初戒烟的原因就不复存在了。这就像是开车时目睹一起交通事故，你或许会暂时放慢车速，但是下次你需要赶时间开车赴约的时候，又会一脚把油门踩到底。

另一方面，你身体对尼古丁的渴求还没有消失。戒断症状十分轻微，而且没有生理上的疼痛，只有心理上的空虚感。但你并不知道这就是戒断症状，你只是感觉想抽支烟，至于为什么想，你完全不清楚。这种感觉会很快从潜意识上升到意识层面，过不了多久你就会搜肠刮肚，努力寻找吸烟的理由。你或许会说：

1. 人生苦短。或许我体内已经有了癌细胞。或许我明天就会出车祸死掉。现在戒烟反正也晚了。再说，这年头癌症的发病率实在太高了。

2. 我选错了时机。我应该等到非周末时间／假期结束／熬过这段日子，再开始戒烟。

3. 我无法集中注意力，容易激动，脾气也变坏了。我无法正常工作，家人和朋友也不喜欢我这样。为了他们的缘故，我必须得恢复吸烟。反正我也是个重度吸烟者了，不吸烟的话，我永远都没办法开心起来（我自己当初的理由就是这样）。

到了这一阶段，你通常会向自己投降。你点起一支烟，心中的矛盾越发严重了。一方面，你对尼古丁的饥渴终于得到了缓解；另一方面，因为很久没吸烟了，烟味感觉很糟糕，你不明白自己怎么能忍受得了。或许你会责怪自己意志薄弱。事实上，你缺乏的绝不是意志力。你只不过是就情况的变化做出了新的选择。如果连生活质量都无法保证,健康又有什么意义?财富又有什么意义?如果能提高生活质量,寿命短一点又有什么关系?

事实上,非吸烟者的生活质量比吸烟者要高得多,但是你却会产生相反的错觉。正是这样的错觉,让我甘心做了33年的烟鬼。我必须承认,假使事实真的是这样,那我一定不会戒烟的——尽管那样我绝对活不到今天。

吸烟者的痛苦与尼古丁戒断症状并无关系。的确,痛苦是由戒断症状引发的,但真正的问题在于你的心态,你心中的犹豫和怀疑。因为认定戒烟是一种牺牲,你会感觉生活仿佛缺少了什么——而这样的感觉会产生压力。压力是导致你想吸烟的因素之一,但是现在你正在戒烟,二者之间的矛盾会进一步加重压力。

意志力戒烟法的困难还有一个原因:你不得不保持等待的心态。假如你的目标是通过驾照考试,那么通过之后你就可以告诉自己,你已经达到了目标。但是使用意志力法戒烟时,你告诉自己的是"如果我能忍住不吸烟,过了足够长的时间,烟瘾就会自然消失"。

"足够长的时间"到底是多长?你完全没办法判断,只能慢慢等待,期盼着某件事可以作为标志,让你知道戒烟确实成功了。事实上,在你熄灭最后一支烟的那一瞬间,戒烟就已经成功了;你所等待的,不过是戒烟再次失败的那一刻——你向自己屈服的那一刻。

我已经说过,吸烟者的痛苦是心理上的,是犹豫和怀疑的结果。尽管没有生理上的疼痛,但心理上的痛苦同样难以承担。你的生活没有任何幸福感和安全感可言。你原本应该把吸烟这回事彻底忘掉，然而你的意识却偏要纠缠不休。

这种痛苦可能持续几天，甚至几个星期。你的头脑里充满了这样的想法：

"烟瘾究竟还要持续多久？"

"我还能找到幸福吗？"

"我每天早上会愿意起床吗？"

"我还能享受饭后的时光吗？"

"我将来该怎么缓解压力？"

"我该怎么应付社交场合？"

你在这样想的时候，对香烟的渴望就会越来越强。

事实上，只要你坚持三个星期不吸烟，身体对尼古丁的饥渴就会消失。虽然尼古丁戒断症状十分轻微，但在症状消失时，许多戒烟者还是意识得到，他们已经"摆脱了烟瘾"。他们会点起一支烟来证明这一点。烟味让他们感觉很糟糕，似乎烟瘾的确已经消失了。然而这么一来，他们又摄入了新的尼古丁，香烟熄灭之后，戒断症状又会重新出现。他们会下意识地想："我还得再来一支。"他们原本已经摆脱了烟瘾，这样一来又重新染上了。

他们并不会立刻点起第二支烟，因为他们还抱着这样的心理："我不能重蹈覆辙。"所以他们会等上一段时间，直到感觉安全了为止。过了几个小时、几天、几个星期之后，他们会想："看来我的确是摆脱烟瘾了，所以现在再抽一支也无所谓。"殊不知，他们正在一点点滑向原本已经挣脱的陷阱。

意志力戒烟法通常需要很长的时间，因为戒烟的最大问题在于洗脑，而不是生理上的毒瘾。即使尼古丁上瘾症状已经消失了很久，戒烟者仍然会从心理上渴望再来一支烟。不过最终，如果时间真的足够久，他们或许会意识到自己的确已经挣脱了陷阱。他不会再渴望吸烟，因为他已经意识到，没有香烟的生活其实更加美好。

很多吸烟者都是用意志力法戒烟成功的，但是这样的方法不仅难度很大，而且失败率非常高。即使成功戒烟，戒烟者仍然没有完全摆脱洗脑的影响，仍然认为吸烟并不是全无益处（许多非吸烟者也有同样的问题，因为他们也接受了同样的洗脑过程，只不过无法"学会"吸烟，或是无法接受吸烟的危害性）。这就解释了为什么戒烟多年之后，某些人仍然会恢复吸烟。

许多戒烟者都会偶尔来一支香烟或雪茄，或是作为对自己的"奖励"，或是为了向自己证明烟味的糟糕。的确很糟糕，但当香烟或雪茄熄灭时，残留在他们身体里的尼古丁就会悄悄告诉他们："你还想再来一支。"如果他们真的再点上一支，尽管烟味还是一样糟糕，他们却会说："不错！既然我无法享受这种感觉，那就绝对不会上瘾。所以周末/假期/这段难熬的日子结束之后，我就会停下来的。"

太晚了。他们已经重新染上了烟瘾，掉回了之前艰苦挣脱的陷阱。

我已经重复过无数次，吸烟跟享受完全没有关系，从来都没有！假如吸烟是为了追求享受的话，任何人吸过第一支烟后都不会再次尝试。我们以为吸烟是一种享受，仅仅是因为我们不能接受自己的愚蠢，居然会做这样一件毫无益处的事情。我们吸烟时通常处于下意识状态。假如我们每点起一支烟，都能意识到烟味的恶心难闻，同时提醒自己"这样我一辈子要花 10 万块钱，而且这支烟有可能就是导致我肺癌的罪魁祸首"，那我们就绝对不会继续。然而事实却是，我们无法接受这样的想法，恐惧让我们裹足不前。如果你对吸烟者做过观察，尤其是在社交场合，你会发现他们只有在意识不到自己正在吸烟的时候，才会感到高兴。一旦他们意识到嘴里的烟，就会表现得相当不舒服。吸烟是为了满足毒瘾，如果把身体和头脑中的毒瘾彻底清除出去，你就再也没有任何理由吸烟了。

第 23 章 CHAPTER 23
减量戒烟法：当心！

一些吸烟者会采用所谓的减量戒烟法，目的可能是彻底戒烟，也可能只是为了控制吸烟的量。许多医生和专业顾问也推荐减量戒烟法。

你吸的烟越少，对你的生活影响就越小，这是显而易见的。不过如果打算把减量法作为戒烟手段，那可就大错特错了。正是因为这种姑息纵容的态度，我们才无法与烟瘾真正决裂。

> "现在我可以游泳、骑车、冲浪、跑步、玩帆板，再也不会气喘吁吁了。每半个小时喷一次哮喘喷剂的日子，永远一去不复返了。"
>
> ——凯文·M

通常是在尝试戒烟失败之后，吸烟者才会考虑减量法。一段时间强忍着不吸烟之后，他们会对自己说："我现在还受不了没有香烟的生活，所以从现在开始，我只在关键时刻才抽烟，每天的量不超过 10 支。假如我能习惯每天只抽 10 支烟，那我就能抽得更少。"

他没有意识到的是：

1. 他现在处于最糟糕的状态。他的身体和头脑都没有脱离烟瘾的掌控。
2. 现在他无时无刻不渴望着下一支烟。
3. 采用减量法之前，他想吸烟时就会点上一支，这样至少可以部分缓解尼古丁戒断症状。现在，除了正常的生活压力之外，他还主动让自己经历戒断症状。他的生活质量会大幅度下降，脾气也会越来越坏。
4. 过去他意识不到自己正在吸烟，吸烟只是一个下意识的过程，他并不认为自己很"享受"这一过程，除了在某些特定情境之下（早起、饭后第一支烟等）。

现在，他每吸一支烟都变成了有意识的行为。间隔时间越长，他就会越觉得自己是在"享受"每一支烟，因为戒断症状比先前更重，尼古丁带来的缓解作用也就更明显。在痛苦中忍受得越久，他就越"享受"暂时缓解痛苦的机会。

戒烟的最大障碍并不在于生理上的毒瘾。尼古丁上瘾的戒断症状非常轻微，吸烟者夜里睡觉时，戒断症状甚至不会让他们醒来。许多吸烟者起床后并不会立即点燃香烟，而是会先吃早饭，甚至先上班工作。

睡眠时，他们可以轻松忍受10个小时的戒断症状，但在白天，10个小时不吸烟却会让他们抓狂。

许多吸烟者买了新车之后，都会忍住不在车里吸烟。他们会花几个小时看电影、逛超市、乘坐地铁，尽管这些地方禁止吸烟，对他们也没什么影响。他们并不在意身边有非吸烟者，事实上，他们巴不得有这样一个理由，可以暂时不用吸烟。吸烟者长期不用吸烟时，内心的快乐实际上多于痛苦，因为他们感觉到了希望，觉得将来或许真能戒烟成功。

戒烟的最大障碍在于心理上的洗脑，在于误以为吸烟是一种享受，戒烟意味着放弃这种享受。减量法并不能降低你对吸烟的心理依赖，只能增加你的痛苦和不安全感，让你相信香烟是世界上最好的东西，戒烟会剥夺你生活的快乐。

一旦采用减量戒烟法，戒烟者就陷入了十分矛盾的境地。他的想法是，吸的烟越少，他就会越不想吸烟。事实则正好相反，他吸的烟越少，戒断症状就越严重，他对尼古丁的饥渴也就越迫切。相反，他吸的烟越多，对烟味就越难以忍受，但这也不会让他停止吸烟。

这一切与烟味的感觉无关。世上没有喜欢烟味的吸烟者。你不相信？那好，一天中味道最糟糕的是哪一支烟？没错，是第一支。仔细想一想，你究竟是在享受烟味，还是急于缓解九个多小时来的戒断症状？

如果真心希望戒烟，我们就不能抱有任何幻想。如果熄灭最后一支烟时，你仍然相信吸烟是一种享受，那你以后就无法验证这一点，除非重新染上烟瘾。所以，如果你现在嘴上没叼着烟，那就点起一支来，深吸一口，你能不能告诉我，烟味究竟有什么好的？或许你相信，只有在特定情境下，比如饭后，吸烟才是一种享受。如果是这样，那你为什么其他时候也会吸烟？是因为习惯吗？既然烟味如此糟糕，任何人有可能养成这样的习惯吗？而且同样的品牌，同样的香烟，饭后的烟味跟平时有区别吗？吸烟并不会改变食物的味道，那么食物怎么可能改变烟味？

空口无凭，你可以试一试：饭后，有意识地吸一支烟，你会发现烟味跟平时没有任何区别。之所以吸烟者会以为饭后或社交场合吸烟感觉更好，是因为这些本来就是轻松快乐的场合，无论对吸烟者还是非吸烟者都一样。

当然，由于尼古丁上瘾的缘故，吸烟者的快乐程度永远赶不上非吸烟者。这跟烟味有什么关系？烟又不是用来吃的。如果吸烟者没法缓解戒断症状的话，就会感觉非常痛苦，吸烟只能让他们相对没那么痛苦，这样能称为"享受"吗？说是"忍受"或许还更贴切一些。

减量戒烟法不仅没有任何效果，而且过程非常痛苦。没有效果是因为戒烟者原本希望逐渐消除烟瘾，结果却无法如愿。只有习惯才能用这样的方式改掉，而烟瘾并不是习惯，只是尼古丁毒瘾而已。毒瘾的特点是会随着每次吸毒而增强，绝不会因吸毒而减弱。减量戒烟法需要相当强的意志力，让戒烟者相当痛苦，却完全起不到减弱烟瘾的作用。

尼古丁毒瘾还不是最难对付的，最难对付的是错误的想法和态度。由于来自社会和我们自己的洗脑，我们误以为吸烟是一种享受。减量法唯一的作用，就是进一步加深这种误解，导致我们余生都对吸烟念念不忘，无时无刻不在盼望着下一支烟。

减量戒烟对意志力的要求，比彻底戒烟还要高得多。如果你不能彻底戒烟的话，你就更不可能成功减量。彻底戒烟不仅更容易，造成的痛苦也更小。

在我关注过的减量戒烟者中，绝大多数最后都失败了，只有极少数的成功者，而且都是在开始减量后不久就彻底戒烟的。他们能成功戒烟并不是减量的结果，事实上，减量戒烟法只会影响戒烟过程，延长戒烟者的痛苦。一旦减量戒烟失败，戒烟者的心理会受到严重的打击，甚至对戒烟彻底绝望。承受过这样的打击，他至少要再过五年才能重新鼓起勇气戒烟。

不过，减量戒烟法的确暴露了一件事情，那就是吸烟其实毫无意义。只有在戒断症状的痛苦之中，吸烟才会被误解为"享受"——如果你能把拼命用头撞墙，然后再停下来的感觉称为享受的话。

所以你的选择包括：

1. 一辈子减量吸烟。这样你会越来越痛苦，最后迟早会放弃。
2. 像原来一样放任自己吸烟。戒烟又有什么意义？
3. 对你自己好一点。一次性把烟戒掉。

减量戒烟法还暴露了另一件事情：任何一支烟都不是偶然的。

吸烟会形成连锁反应，每点燃一支烟，都会引发第二支、第三支……直到你的生命结束，或者你彻底戒烟。

记住，"减量"并不能"戒烟"。

第 24 章　CHAPTER 24
只要一支烟

把"只要一支烟"这样的想法彻底赶出你的脑海。

当初，只是一支烟，我们就染上了烟瘾。

戒烟进行到最困难的时候，只要一支烟，我们先前的努力就全部付诸东流。

戒烟成功之后，只要一支烟，我们就会重新掉进烟瘾的陷阱。或许这一支烟只是为了证明我们已经摆脱了烟瘾，结果却起到了相反的效果。因为烟味的感觉极端糟糕，我们自以为再也不会染上烟瘾了——然而事实却正好相反。

让吸烟者无法下定决心戒烟的，或许只不过是对某一支烟的记挂——早上或者饭后的第一支。即使在决心戒烟之后，他们仍然会记挂这一支烟。

记住，根本就不存在"一支烟"这个概念。吸烟是一个连锁反应，每一支烟都会让你接着吸下一支，直到你生命的结束——除非你成功戒烟。

不要考虑某一支烟或者某一盒烟，把吸烟这件事情作为一个整体来看待。任何一支烟都意味着一辈子浪费金钱，摧毁健康，甘心忍受烟瘾的奴役。

我们总是觉得，在某些特定的情境下，吸烟是一种享受。这是不可能的。你只有两条路可走：要么继续吸烟，一辈子忍受痛苦；要么把自己从这种痛苦中解放出来。你就算再享受杏仁的味道，也绝不会去服用剧毒的苦杏仁苷。烟味本来就没什么可享受的，你为什么要用尼古丁毒害自己？

随便问一个吸烟者："如果你有机会回到吸第一支烟之前的状态，你还会选择吸烟吗？"答案必然是："绝对不会！"然而吸烟者每天都有选择戒烟的机会，为什么他不肯行动呢？因为恐惧的缘故，他恐惧戒烟会永远剥夺他的"享受"。

不要欺骗你自己。你完全做得到，任何人都做得到。戒烟其实真的非常容易。

要想让戒烟变得容易，你必须首先弄清楚几个概念。我们已经详细分析了其中三个：

1. 戒烟并不需要放弃任何东西，只会得到许多收获。
2. 不要考虑某一支烟。吸烟这件事情是一个整体，任何一支烟都意味着一辈子做烟瘾的奴隶。
3. 你的情况跟别人并没有什么区别。所有吸烟者都可以轻松戒烟。

许多吸烟者觉得自己的烟瘾已经很重，或者是性格上有缺陷，于是彻底失去了戒烟的信心。我向你保证，绝没有这样的事情。没有任何人"需要"吸烟，直到他染上尼古丁毒瘾为止。吸烟是毒瘾的结果，不是你自己的问题。你的性格没有任何缺陷。不要在心理上依赖尼古丁，否则即使生理上的毒瘾已经消除，你仍然无法得到解脱。不要再让自己蒙在鼓里。

第 25 章　CHAPTER 25
吸烟者的类型

重度吸烟者经常会羡慕轻度吸烟者。他们会说:"告诉你,我一个星期不吸烟都没关系。我其实并不在乎。"我们会想:"要是我能像那样就好了。"不过别忘了,即使对于轻度吸烟者,吸烟同样不是享受。记住:

· 没有人是自主选择成为吸烟者的,无论程度轻重;
所以:
· 所有吸烟者都觉得自己很愚蠢,所以:
· 所有吸烟者都需要自欺欺人,为自己的愚蠢寻找理由。

我狂热爱好高尔夫球的时候,经常跟人吹嘘我打球有多么频繁。那么吸烟者为什么要吹嘘他们用不着经常吸烟?如果这值得吹嘘的话,那彻底戒烟不是更好吗?

> "我的皮肤重新变好了！脸上再也不会感觉干干的，也没有青春痘了，只有干净的、柔软的皮肤！焕发出健康的光泽！我几乎无法相信，我的脸颊又恢复了红润！"
>
> ——黛比·S

假如我对你说："告诉你，我一个星期不吃胡萝卜都没关系，我其实并不在乎。"你肯定会觉得我脑筋有问题。如果我爱吃胡萝卜的话，为什么要强忍着一个星期不吃？如果我不爱吃胡萝卜，为什么要说这种话？所以当吸烟者说"我一个星期不吸烟都没关系"的时候，他其实是想让自己和别人相信，他并没有任何问题。不过如果真的没问题，他就没必要说这种话。他的真正意思是："我强忍着一个星期没吸烟。"同其他吸烟者一样，他情愿一辈子再也不吸烟，但他又误以为吸烟是一种享受，所以最多只能忍一个星期。

所以，轻度吸烟者的烟瘾其实比重度吸烟者更重：他们更相信吸烟是一种享受，而且戒烟的理由也不够充足，因为他们浪费在吸烟上的钱相对较少，健康遭受的损害也较小。

记住，吸烟者从吸烟中能得到的唯一"享受"，就是尼古丁戒断症状的暂时缓解。我已经解释过，这绝不是真正的享受。把烟瘾想象成身上某个地方发痒，只不过感觉非常轻微，你通常意识不到。

既然发痒，你自然会想去挠。随着身体的适应，尼古丁对你的刺激越来越小，于是"挠痒"的需求也越来越大，你巴不得能随时处于吸烟状态。

然而有三个因素阻止你这样做：

1. 金钱。大多数人买不起这么多烟。
2. 健康。为了缓解戒断症状，我们必须承受焦油等有害物质的毒害。身体的承受能力并不是无限的，所以吸烟的频率也有上限，并不是所有人都能连续吸烟。
3. 自我约束。这是由社会观念、吸烟者的生活和工作环境、亲友以及吸烟者自己共同决定的。究竟是吸烟还是戒烟，每个吸烟者头脑里都会反复斗争。

我曾经是个连续吸烟者。我不清楚别人怎么能每天只吸 10 支或 20 支烟。我知道自己的意志力其实很强，但我从来没想过，大多数吸烟者承受不了连续吸烟对身体的损害。那些每天只吸 5 支烟的人，有的是因为身体较为虚弱，无法承受超过 5 支烟的毒害；有的是因为买不起更多的烟；有的是因为工作和生活环境、亲友或自己的态度等原因，才没有吸更多的烟。

这里我会顺便解释几个概念。

非吸烟者：从未掉进过烟瘾陷阱的人。非吸烟者不要自鸣得意，因为他们只是碰巧没有染上烟瘾而已。所有吸烟者在成为吸烟者之前，都不相信自己会染上烟瘾，而某些非吸烟者偶尔也会尝试吸烟。

轻度吸烟者：轻度吸烟者可分为两大类。

1. 尽管已经染上烟瘾，自己却没有意识到。这样的吸烟者并不值得羡慕，他们很有可能成为重度吸烟者。记住，所有酒鬼都是从偶尔贪杯开始的，烟鬼也是一样。

2. 曾经是重度吸烟者，经过减量法戒烟变成轻度吸烟者。这样的吸烟者最为可怜。这一大类又可划分成几个小类，需要分别加以评论。

"每天五支烟"型吸烟者：如果他真的享受吸烟的过程，为什么每天只吸五支烟？如果他并不享受，又何必要吸烟呢？记住，吸烟并不是习惯，只是为了缓解毒瘾戒断症状。"每天五支烟"型的吸烟者，每天只有五次机会缓解戒断症状，每次不超过一个小时。余下的时间里，他都要忍受毒瘾的折磨，尽管他自己意识不到。他每天只吸五支烟，或许是因为买不起更多的烟，或许是担心吸烟有害健康。要说服他相信吸烟并不是享受，比说服一个重度吸烟者要难很多。任何尝试过减量戒烟法的吸烟者都知道，这种方法非但不能戒烟，而且还是最痛苦的折磨。

"只在上午或下午吸烟"型吸烟者：每天有一半的时间，他需要忍受戒断症状的痛苦，另一半时间则都在毒害他自己的身体。如果他真的享受吸烟的过程，为什么不整天都吸烟？如果他并不享受，又何必要吸烟呢？

"半年吸烟，半年戒烟"型吸烟者：他的一贯观念是"我只要想，随时都可以戒烟，我已经成功过许多次了。"如果他真的享受吸烟的过程，为什么一年有半年戒烟？如果他并不享受，为什么一年有半年吸烟？实际上，每次戒烟时，他摆脱的只是生理上的烟瘾，并没有摆脱心理上对吸烟的依赖。他没有意识到吸烟是洗脑的结果。每次他都希望能一劳永逸，永远不用再吸烟，可每次又都以失败告终。许多人都羡慕这样的吸烟者，认为他们能够控制自己的烟瘾，想吸烟就随便吸，想戒烟就可以戒掉。实际上，这样的吸烟者完全没有任何控制权。吸烟时他们希望自己戒烟，戒烟后他们又渴望着吸烟。他们永远无法满足。事实上，这样的论断对所有吸烟者都成立。只有当某种因素组织我们吸烟时，我们才会把吸烟当成一件好事。吸烟者永远得不到享受，因为所谓"吸烟的享受"只不过是一种幻觉。摆脱幻觉的唯一方法是戒烟，从生理和心理上摆脱烟瘾。

"只在特定场合吸烟"型吸烟者：没错，我们开始吸烟时都是这样的，但是很快，任何时间和地点都会成为"可以吸烟"的"特定场合"。

"我已经戒烟了，只是偶尔还会来上一支"型吸烟者：他同样没有摆脱对烟瘾的心理依赖。他有可能一辈子感觉失落，相信戒烟意味着失去了很多东西，也有可能把"一支烟"变成两支、三支，重新走上吸烟之路。他们就像处于滑溜溜的陷阱边缘，唯一的可能性就是往下滑。他们会重新跌回陷阱里，只是迟早的事情。

除此之外，轻度吸烟者还包括两类。第一类是那种为了应酬，不得不在某些社交场合点上一支烟的吸烟者。这样的人其实属于非吸烟者，他们完全没有"吸烟是一种享受"的幻觉，只不过是想与身边的人保持一致。我们染上烟瘾之前都是这样的。下一次在社交场合，有人分发雪茄的时候，注意观察那些吸烟者。过不了多久，他们就会表现得坐立不安，巴不得手上的雪茄早点熄灭，即使是重度吸烟者也是一样。雪茄越贵、越长，他们的反应就越严重——该死的雪茄仿佛能烧一晚上。

第二类则相当罕见，事实上，在我所帮助戒烟的数千人中，这一类吸烟者只占十几例。我会用最近发生的一个例子来说明。

一位女士打来电话，预约我的个人咨询服务。她是一位律师，有12年的吸烟史，每天不多不少，恰好两支烟。她表现出了非常强的意志力。我向她解释，个人咨询的成功率并不比群体咨询高，而且只有对身份特殊、会影响群体咨询效果的戒烟者，我才会提供个人咨询服务。她开始哭，最后把我说服了。

咨询费非常昂贵。大多数吸烟者都不会理解她想戒烟的原因，他们宁愿付出双倍的咨询费，只要能达到她的"每天两支烟"状态就够了。他们以为轻度吸烟者的生活比重度吸烟者更快乐，事实却往往不是这样。在这位女士的例子中，她的父母都在她染上烟瘾之前死于肺癌。像我一样，尝试第一支烟之前，她也对吸烟充满了恐惧，而且她也特别讨厌烟味。与我不同的是，她并没有成为一名连续吸烟者。

我已经多次解释过，吸烟能提供的唯一"享受"就是暂时缓解尼古丁毒瘾，满足吸烟者心理上对吸烟的依赖。吸烟本身十分痛苦，绝没有任何值得享受之处。所以，吸烟者只有在一段时间无法吸烟之后，才会感觉到对吸烟的渴望。这就与生理上的饥饿一样，你饿得越久，最终吃到东西时的感觉就越好。只不过，对吸烟的"饥饿"主要是心理上的。很多吸烟者都误以为吸烟是一种习惯。他们想："如果我能管住自己，每天只吸若干支烟，或者只在特定的场合吸烟，那我就会逐渐适应新的习惯，之后还可以进一步减少吸烟的量。"你一定要清楚，吸烟根本不是习惯，所以也不能用这样的方法"改掉"。吸烟是一种毒瘾，人体对毒瘾的自然反应是摄入更多的毒品，如果没有及时摄入，就会出现戒断症状。即使你只是维持现在的吸烟程度，也需要相当程度的意志力，因为随着你的烟瘾越来越重，对尼古丁刺激的依赖性也会逐渐增加。吸烟会摧毁你的健康和意志，让你丧失信心和勇气，越来越难以忍受两支烟之间的间隔。这样就解释了为什么只有在染上烟瘾的早期，我们才能"控制"吸烟的量；为什么因为得了感冒而停止吸烟，我们不会感到难受。感冒是一个正当理由，不会触发我们心理上对吸烟的依赖。这样也解释了为什么我当年虽然并不认为吸烟是一种享受，却还是每天连续吸烟，尽管每一支烟都是生理上的折磨。

不要羡慕那位女士。如果你每过12小时吸一支烟，就会觉得那支烟是世界上最好的东西。那位可怜的女士12年来一直处于内心的矛盾中，一方面无法戒烟，一方面又因为恐惧而不愿增加吸烟的量。每天 20 多个小时，除了吸烟的那几十分钟之外，她都得抗拒香烟的诱惑。若不是她意志力很强，根本不可能坚持这么久，所以她才会在电话里开始哭泣。按照正常的逻辑，吸烟要么是一种享受，要么不是。如果吸烟真的是享受，那为什么要等上一个小时、一天、一个星期？为什么等待过程中，你没法享受别的东西？而如果吸烟不是享受，那为什么要吸烟呢？

我还记得另一位"每天五支烟"型的男士。电话里，他的第一句话是："卡尔先生，我只希望在死之前能成功戒烟。"他是这样描述自己的：

"我已经 61 岁了，因为吸烟患上了喉癌。现在我每天最多吸五支烟，再多喉咙就受不了。

"过去我睡眠质量很好，但现在夜里经常醒来，每次心里都惦记着吸烟。就算在睡得着的时候，我梦见的也是吸烟。

"我的第一支烟必须等到十点钟。我五点钟就起床，一杯接一杯地喝茶。我妻子大约八点起床，因为我脾气太坏，她不允许我待在宅子里。我只能去温室散步，满脑子都想着那支烟。到了九点钟，我开始掏出烟叶自己卷烟，动作故意放得很慢，因为卷快了也只能等着。等到十点的时候，我的手会不自觉地开始颤抖。我一般不会马上把烟点燃，免得再等上三个小时。矛盾了很久之后，我会点燃烟卷，抽一口，然后立即把烟卷熄掉，这样一支烟可以抽上一个小时。我把整支烟卷吸完，然后开始下一轮的等待。"

这样做的结果之一是，他的嘴唇和手指都被烟卷烫得满是水疱。或许你心目中已经浮现出一个可怜的白痴形象。然而事实却是，他身高一米八以上，曾在海军陆战队做过军官，之前曾是个

第25章 CHAPTER25
吸烟者的类型

运动员。他并不是自愿成为吸烟者的，但是在"二战"期间，人们普遍认为吸烟能提高勇气，军人都有免费的香烟配发。他几乎是被强迫开始吸烟的。在接下来的年头里，他为了烟瘾浪费了无数纳税人的钱，而且身体和心理都受到了严重影响。假如他是一只动物，我们的社会会对这样的动物执行安乐死，然而即使在今天，我们仍然允许原本身心健康的青少年成为吸烟者。

或许你认为以上的例子被夸大了。我可以负责任地说，完全没有。尽管有些极端，但这样的例子并不是唯一的。类似的吸烟者还有成千上万。那位男士对我倾诉了他的痛苦，但是可以预见，许多吸烟者都会羡慕他——因为他每天只吸五支烟。如果你觉得自己绝不会堕落成这样，那我要说：停止自欺欺人吧！

你现在就正在堕落。

吸烟者几乎都会撒谎，即使是对他们自己。绝大多数轻度吸烟者吸烟的量和频率，比他们自己承认的要高得多。我曾与很多所谓的"每天五支烟"型吸烟者接触过，单在我们谈话的时间里，他们抽的烟就超过了五支。在婚礼、晚会等社交场合上，即使是轻度吸烟者也会连续吸烟。

所以你用不着羡慕他们。你也用不着吸烟。戒烟后的生活会幸福得多。

青少年戒烟通常更为困难，倒不是因为烟瘾更重，而是因为他们要么不相信自己染上了烟瘾，要么抱有幻想，认为自己某一天会自动停止吸烟。

我必须特别警告所有青少年的家长：不要以为你们的孩子自称讨厌烟味，就觉得他们不会染上烟瘾。所有孩子都会讨厌烟味，这是一切生物的自然反应，你自己当年也是这样的。不要被政府的宣传蒙蔽，吸烟陷阱的本质并没有任何改变。孩子们都知道吸烟会致死，但也知道单单一支烟不会。或许他们会在同学、玩伴、朋友的影响下尝试吸烟，尽管烟味很糟糕，但他们反而会产生虚假的安全感，最终掉进烟瘾的陷阱难以自拔。

当今社会缺乏有效阻止青少年染上烟瘾和其他毒瘾的手段，这一点让我非常痛心。我曾对这一问题进行过深入研究，也写过一本题为《不要让你的孩子吸烟》的书，介绍预防你的孩子染上烟瘾，以及帮助染上烟瘾的孩子戒烟的方法。统计结果显示，绝大多数青少年吸毒者都是从吸烟开始的。如果能预防你的孩子染上烟瘾，他们染上其他毒瘾的概率就会大大降低。在这一问题上，我求你万万不可掉以轻心。如果你是孩子的家长，我强烈推荐你阅读《不要让你的孩子吸烟》。即使你怀疑孩子有可能已经染上了毒瘾，该书也提供了帮孩子摆脱毒瘾的有效方法。

第 26 章　CHAPTER 26
秘密吸烟者

秘密吸烟者应该归为轻度吸烟者一类，但因为秘密吸烟的危害性十分严重，所以专门用一章来讨论。秘密吸烟有可能导致人际关系破裂，我自己就曾因此差点离婚。

当时我尝试戒烟已经三个星期，当然，那一次的尝试最终失败了。之所以要尝试，是因为妻子担心我的咳嗽和喷嚏。我告诉她，我一点都不担心自己的健康。她说："我知道你不担心，但假如哪个你深爱的人一点点地摧毁他自己的健康，你会是什么心情？"她的话让我难以争辩，所以才决定戒烟。三个星期之后，我重新开始吸烟，那是在与一位多年老友吵了一架之后。直到多年后我才意识到，那次争吵完全是我的潜意识在作祟。我绝不相信那是巧合，因为我之前和之后都从未与那位老友争吵过。很明显，那次争吵是烟瘾的作用。无论如何，我终于有了借口。吵完之后，我觉得非吸支烟不可，于是就点上了一支。

> "戒烟让我的生活质量提高了很多。奇怪的是，现在我根本记不得吸烟究竟是什么滋味。"
>
> ——李·W

我不愿让妻子失望，所以就没告诉她。最初我只在没人的地方吸烟。慢慢地，我开始跟朋友们一起吸烟，最后所有人都知道我戒烟失败了，除了我的妻子。我当时十分得意，心里想："至少这样一来，我的吸烟量就减小了不少。"妻子慢慢发现，我有时故意跟她争论，然后冲出房子，有时在门口的商店买东西要花上两个小时，还有时原本应该跟她一起，我却编造理由故意一个人离开。她最终拆穿了我的伪装。

随着吸烟者与非吸烟者之间的隔阂不断加深，越来越多的吸烟者开始背着亲友秘密吸烟。秘密吸烟的最大危害在于，这样做会加深吸烟者脑海中的错误印象，让他们坚信吸烟是一种享受，而戒烟则是剥夺这种享受。与此同时，秘密吸烟还会导致吸烟者的自尊严重下降，因为他们不得不欺骗最亲密的人。

或许你也曾经历过，或者你正在经历这样的情况。

我曾经历过不止一次这样的情况。这就像是《神探可伦坡》系列电视剧，每一集都差不多：谋杀犯总是一个道貌岸然的有钱商人，相信案子做得天衣无缝，而且发现案子是由其貌不扬的可伦坡主办时，他的信心还会更上一层。

可伦坡每次结束调查时，总会先关门离去，还没等凶手脸上的得意笑容消失，他又会推门回来："先生，还有一件小事，希望你能解释……"凶手开始愤怒地跺脚，从那一刻起，我们就知道可伦坡又取得了胜利。

无论剧中的谋杀案情节有多严重，我总是同情谋杀犯，因为我也曾有过相似的经历——每次秘密吸烟时，我都知道自己迟早会被发现。每次终于熬过几个小时的折磨，好不容易找到机会溜进没人的车库里，一边吸烟一边冻得发抖时，我都会想，这究竟算是什么？每次我都担惊受怕：她会不会发现我藏起来的烟盒、打火机和烟头？会不会闻到我身上的烟味？明知道她迟早会发现，我还是一次又一次地犯禁。而最终她真正发现时，我虽然感到无地自容，却又暗自高兴，这下就用不着遮遮掩掩了。

这就是身为吸烟者遭受的折磨！

第 27 章　CHAPTER 27
吸烟是一种社会风气?

自 1960 年至今，单在英国就已有超过 150 万人成功戒烟，这是社会风气转变的缘故。

健康和金钱的确是我们戒烟的主要考虑，但这两点考虑一直都存在。用不着吸烟致癌的宣传，我们也清楚吸烟有害健康。单凭身体对烟味的反应，我们就知道香烟是有毒的。

我们当初会染上烟瘾，完全是因为社会的影响。历史上，吸烟曾经是社会地位的象征——这可以说是吸烟唯一真正的"益处"。

然而在今天，吸烟通常被认为是一种反社会的行为，即使吸烟者自己也是这么认为的。

过去人们认为，吸烟是男人气概的象征，不吸烟的男人都算不上真正的男人。那时所有人都努力"学习"吸烟，在酒吧和俱乐部里，到处都是烟民们在吞云吐雾，弄得房间里乌烟瘴气，连新装修的天花板都会很快熏黄。

现在，这一切彻底改变了。现在的男人用不着再靠吸烟表现气概。男人并不是靠尼古丁这种毒品成为男人的。

随着社会风气的变化，所有曾经坚定的吸烟者都开始考虑戒烟。目前普遍的观点是，吸烟者大多数是意志薄弱的人。

自1987年本书第一版问世以来，吸烟者的社会地位一直在下降。吸烟越来越被认为是一种反社会的行为。人们把吸烟当成绅士淑女身份象征的日子早就一去不复返了。现在每个人都清楚，吸烟者之所以还在吸烟，只是因为缺乏戒烟的能力和信心。在醒目的"禁止吸烟"标语之下，吸烟者只能缩着脖子，战战兢兢地生活。我曾见过有的吸烟者把烟灰弹进手心里，甚至是口袋里——只因为他们不好意思索要烟灰缸。

几年前的一个深夜，我坐在一家饭店里。用餐时间已经结束，但是没有一个人吸烟。我忍不住沾沾自喜："我的工作已经取得了这么大的成效吗？"我问侍者："这家饭店禁止吸烟吗？"侍者回答说"不是。"我想："真奇怪。我知道现在戒烟很流行，但是这里人这么多，肯定有吸烟者在里面。"最后，不知什么人在角落里点起了第一支烟，瞬间引发了连锁反应，整个大厅里一下子充满了烟味。原来这里并不是没有吸烟者，只不过他们都在想："我不能成为这里唯一抽烟的人。"

现在，大部分吸烟者不会在等待上菜时吸烟。实在忍不住时，他们不仅会对同桌的人道歉，而且还会打量四周，看附近有没有可能批评他们的人。越来越多的吸烟者选择了戒烟，即使暂时没有戒烟的，心里也都在打退堂鼓。

希望你不会成为最后一个戒烟者！

第 28 章　CHAPTER 28
戒烟的时机

　　戒烟的时机选择十分重要。人们通常认为吸烟是一种有害健康的不良习惯，这是错误的。吸烟不是习惯，而是尼古丁毒瘾，是当今社会的头号杀手。对绝大多数吸烟者来说，一辈子最倒霉的事情就是染上了烟瘾。在吸烟导致不可逆转的后果之前，你必须及时戒烟。为了确保戒烟成功，必须选择合适的时机。

　　首先问问你自己，什么时候你对吸烟的依赖性最强？如果你是一位商务人士，相信吸烟能缓解压力，那就选择压力相对较小的时候戒烟，比如休年假的时候。如果你相信吸烟能排解无聊，或是有助于放松，那就在相反的时候选择戒烟。无论是哪一种情况，一旦决定戒烟，就要严肃起来，把戒烟作为生活的第一要务。

　　留出三个星期作为戒烟期，因为尼古丁毒瘾的消退需要这么长时间。尽可能预先安排好戒烟期的生活，以免因意外原因导致戒烟失败，如参加婚礼、逢年过节等。在彻底戒烟之前，不要减少吸烟的量，因为减量只会让你产生幻觉，误以为吸烟是一种享受。事实上，强迫你自己增加吸烟的量，对戒烟反而有好处。开始戒烟之前，好好品味你的最后一支烟，记住那难闻的味道和糟糕的感觉。当你戒烟之后，就可以永远摆脱这样的感觉。

> "我尝试戒烟已经不知多少次了，但每次总是失败，因为我总以为吸烟意味着放弃很多东西。现在我的感觉很好。"
>
> ——希拉·M

绝对不要简简单单告诉自己"现在不行，以后再说"，然后就把吸烟的事抛在脑后。现在就制订详细的戒烟计划，按计划安排生活。记住，戒烟不需要放弃任何东西。相反，你会收获许多。

我对吸烟这件事情的理解，可能比任何人都要深入。吸烟问题的关键在于：尽管吸烟完全是为了缓解尼古丁毒瘾，但是构成烟瘾的并不仅仅是生理上的毒瘾，更重要的是心理上的洗脑作用。尽管聪明人也有可能上当受骗，但只有傻瓜才会两次上同一个当。幸运的是，绝大多数吸烟者都不是傻瓜，他们只是误以为自己是傻瓜而已。每个吸烟者接受的洗脑内容都不尽相同，所以吸烟者才有前文描述的那么多类型。

自本书第一版问世之后，我积累了多年的读者反馈，对吸烟的本质也有了更深层次的理解，然而我惊讶地发现，本书第一版的指导思想，直到今天仍然是正确的。这么多年来我取得的经验，主要是如何让吸烟者理解和接受这一思想。我知道，所有的吸烟者都能轻松戒烟，让戒烟过程成为一种享受。但是如果我不能说服吸烟者接受这一点，那这样的知识就毫无意义。

许多人都这样告诫我："你告诉吸烟者'读完这本书之前务必先继续吸烟'，这样吸烟者要么会故意放慢阅读速度，要么根本就不会读完。所以你最好改一改这条指示。"这样的话听起来很有道理，但要是我把指示改成"立即停止吸烟"的话，很多吸烟者根本就不会读下去。

曾有一位吸烟者告诉我："我真的不情愿向你求助。我知道我的意志力很强。我能控制生活的每个方面，除了吸烟。为什么别的吸烟者都能靠自己的意志力戒烟，我却不行？"他又说，"我觉得，假如我在戒烟时还能吸烟的话，我肯定能成功戒烟。"

他的话听起来有些矛盾，但我知道他是什么意思。我们总是把戒烟当成一桩难事。遇上难事时，我们通常的反应是什么？点起一支烟。这样一来，戒烟就成了双重的打击：我们不仅面临难事需要解决，而且还不能在解决过程中吸烟。

直到那人离开之后我才意识到，要求吸烟者在读完全书之前继续吸烟，其实是这本书最大的优点之一。阅读过程其实也就是戒烟过程，而在这一过程中能够吸烟的话，戒烟就不会带来双重的打击。吸烟者首先破除所有的怀疑和恐惧，然后再真正开始戒烟过程，这样最后一支烟刚一熄灭，他就可以立即享受戒烟后的生活。

只有在构思本章的过程中，我才怀疑过当初的指示是否正确。如果你通常在压力较大的时候吸烟，那最好选择心情放松的假期戒烟，反之亦然。事实上，这并不是最容易的戒烟法。最容易的办法是选择你认为最难戒烟的时机——压力较大或者心情放松时，需要集中注意力或者无聊时，随你怎么选择。一旦你证明即使在这些时候你都用不着吸烟，那其他时候不吸烟就轻而易举了。但如果我这样指示你的话，你还能下定决心吗？

举一个类似的例子。尽管我经常和妻子一起去游泳池，但却很少同时游泳。她总是用脚趾试试水温，然后再缩回来，要适应半个小时才敢下水。我则无法忍受这样的磨蹭。我知道无论水有多冷，迟早我都得下水，所以，我会采取最容易的方式：直接跳进水里。假如我坚持说如果她不跳进去，就永远没法开始游泳，那她就真的永远不会开始游泳。这就是问题所在。

我从反馈信息中得知，不少吸烟者都拿选择时机作为借口，故意拖延戒烟的那一刻。修改这本书的时候，我也曾想过采用这样的写作方法：上一章用"时机的选择非常重要，下一章我会详细阐述"这样的句子作为结尾，然后下一章只有两个字：现在。

事实上，这的确是最好的建议，但是你能接受吗？

这是戒烟最微妙的地方。压力较大时，我们觉得不是戒烟的时机；压力较轻时，我们又缺少戒烟的动力。

扪心自问：

当你吸第一支烟时，你是否决定了要吸一辈子烟？

当然没有！

那你会不会吸一辈子烟？

当然不会！

那你打算什么时候戒烟呢？明天？明年？后年？

自从意识到自己染上烟瘾以来，你是不是经常问自己这几个问题？你是否还在幻想某天早上醒来，意外发现烟瘾自动消失了？不要自欺欺人。我等了33年，也没等到那一天的到来。尼古丁是一种毒品，毒瘾只会加重，绝对不会自动消失。你觉得明天戒烟会更容易？那你还是在欺骗自己。如果连今天都做不到，那你有什么理由相信自己明天能做到？难道要等到因吸烟而患上不治之症的那一天吗？到那时再戒烟还有什么意义？

明天戒烟，并不比今天戒烟容易。

我们觉得生活充满了压力。事实并不是这样的，真正的压力早已远离我们的生活。现在你离开家时，完全不必担心会被野兽袭击，也不必操心能否吃到下一顿饭，能否找到遮风避雨的地方睡觉。想象一下野生动物的生活。兔子每次从洞里钻出来，都是冒着生命危险，但是兔子能够应付这种危险。它能分泌肾上腺素等一系列应激激素，提高逃离危险的能力——我们也能。事实上，对于任何生物来说，幼年都是生存压力最大的时期。但是经过30亿年的自然选择，我们已经拥有了化解生存压力的能力。第二次世界大战爆发时我刚五岁，我们居住的城市遭到轰炸，我和父母分开长达两年之久。我被分配到一间集体宿舍，其他孩子对我并不好。那是我生命中的一段阴暗经历，但我还是撑了下来。那段经历并没有对我造成任何永久性的伤害，相反，我变得更加坚强了。回首过去，我唯一对付不了的，就是烟瘾的奴役。

戒烟成功之前，我觉得生活真是糟糕透顶。我的心态完全是自杀性的——并不是说我会故意跳楼之类，而是说我本知道吸烟会让我送命，却还是不肯戒烟。当时我认定吸烟能帮我缓解压力，如果吸烟时的生活尚且如此不堪，那戒烟后的生活就完全不值得过下去了。我没有意识到的是，生理和心理处于低谷时，任何事情都有可能让我丧失信心。现在我又恢复了年轻时的心态，原因只有一个：我摆脱了烟瘾的奴役。

　　健康意味着一切。这种说法的确非常老套，却是不折不扣的事实。过去我总认为狂热的运动爱好者脑筋有问题。我总说生活并不仅仅是健康那么简单，吸烟饮酒都是生活的一部分。现在我已经意识到，当年的我实在愚不可及。只有身心都保持健康状态，你才能享受生活的高潮，直面生活的低谷。我们总是混淆责任与压力。只有当你身心孱弱，无力承担责任时，责任才会转化成压力。英国著名演员理查德·伯顿原本身心健康，没有被生活、工作和步入老年的压力击垮，却转而寻求吸烟的"支撑"，最后患脑溢血而死。不幸的是，像伯顿这样的人还有成百上千万。

　　不妨换个方式思考。你已经决定了这辈子迟早要戒烟，无论过程有多么困难。总有一天，你会摆脱烟瘾重获自由。吸烟不是习惯也不是享受，只是一种毒瘾、一种心理疾病。我们已经分析过，"明天再戒烟"非但不会更容易，反而会越来越难。对于一种不断恶化的疾病，最好的治疗时机就是现在——或者至少是越快越好。三个星期的时间转眼就会过去，然后你就可以全心全意享受生活，心中再不会有怀疑的阴影。只要你按我的指示去做，戒烟甚至用不了五天时间。熄灭最后一支烟，你会发现，生活其实比你想象的更美好！

第 29 章 CHAPTER 29
我会怀念吸烟的感觉吗?

不会！生理上的尼古丁毒瘾消散之后，心理上的阴影也会慢慢散去。你的身心都会迅速恢复健康，不仅能更好地应对各方面的压力，而且更能享受生活的快乐。

唯一的危险来自仍然在吸烟的人。我们经常会有"这山望着那山高"的态度，这一点很容易理解。在吸烟这件事上，尽管戒烟的好处非常大，而吸烟的好处完全是零，但许多戒烟者却会羡慕仍在吸烟的人。这是为什么？

我们之所以会掉进烟瘾陷阱，是因为青少年时期接受的洗脑。那么，当我们意识到吸烟的愚蠢之处，成功戒烟之后，为什么还会掉回同一个陷阱？因为其他吸烟者的影响。

这种影响通常发生在社交场合，尤其是饭后。吸烟者点起一支烟时，戒烟者会不自觉地感到羡慕。这的确是一种奇怪的现象。所有的非吸烟者都因不吸烟而自豪，所有的吸烟者——无论他们相信吸烟是一种享受也好，认为吸烟有助于放松也好，都情愿自己从未染上过烟瘾。那么，某些戒烟者为什么会反过来羡慕吸烟者？原因有两方面：

1."只要一支烟就好。"记住，不存在"一支烟"这个概念，对于吸烟这件事情，必须从整体的高度考虑。或许你对仍在吸烟的人感到羡慕，但你不知道的是，他其实更羡慕你。仔细观察别的吸烟者，他们可以成为你戒烟的最大动力。注意烟卷燃烧的速度有多快，吸烟者点烟的频率就有多高。绝大多数时候，吸烟者并没有意识到自己正在吸烟，即使点烟过程也是下意识的。记住，他绝不是在享受吸烟的过程，只不过如果不吸烟，他就无法享受任何事情。特别记住，你们分开之后，他还会继续吸烟。第二天早晨他醒来时，肺部会感觉火烧火燎，但他仍然会继续吸烟。下次他感到肺部疼痛的时候，下次世界戒烟日的时候，下次他无意中看到戒烟宣传的时候，下次他坐火车、去医院、去图书馆、逛超市的时候，下次他遇上非吸烟者的时候……他都不得不继续吸烟，继续摧毁自己的健康和心智。口臭、焦黄的牙齿、烟瘾的奴役、自我毁灭、心理阴影，这些东西将会伴随他一生。而这一切又是为了什么？为了暂时缓解尼古丁毒瘾，让他自以为能回到染上烟瘾之前的状态。

2.因为吸烟者正在吸烟，而你却不能这样做，所以你感觉被剥夺了某种权利。不要被这样的感觉蒙蔽了。你并没有被剥夺任何权利，相反，吸烟者会被剥夺：

- 健康
- 精力
- 金钱
- 自信
- 思想的平静
- 勇气
- 安宁
- 自由
- 自尊

吸烟者完全不值得羡慕。看清楚他们的本质——他们只不过是一群可怜人。相信我的话，因为我也曾是他们中的一员。很幸运，你现在正在读这本书。那些不敢面对这一切的人，那些自欺欺人的吸烟者，是全世界最可怜的人。

你绝不会羡慕染上海洛因毒瘾的人。全世界每年只有几百人死于海洛因，却有近 500 万人死于吸烟。因吸烟死亡的人数，已经超过了人类历史上因战争而死亡的人数总和。像所有毒瘾一样，你的烟瘾并不会自然好转，只会自然加重。如果你今天不喜欢吸烟的感觉，明天只会更不喜欢。不要羡慕吸烟者，你应该可怜他们。他们也需要你的怜悯。

第 30 章　CHAPTER 30
我会变胖吗？

这是另一个常见的误会。尼古丁的戒断症状与饥饿感非常相似，采用意志力法戒烟的人，经常会试图用糖果零食来缓解戒断症状。糖果零食能够缓解饥饿感，却永远无法真正缓解尼古丁戒断症状。

吸烟会导致人体对尼古丁产生抵抗力，导致戒断症状无法彻底缓解。嘴里的烟一熄灭，你体内的尼古丁水平就会迅速下降，从而让你渴望下一支烟。这样发展下去，最终会导致连续吸烟。不过，因为以下两方面原因，大部分吸烟者无法这样做。

1. 金钱——他们买不起那么多烟。
2. 健康——连续吸烟对健康的损害非常大，只有身体最健壮的人，才能暂时忍受这样的损害。

因此，吸烟者永远处于戒断症状的折磨之中。这就是为什么许多吸烟者会过度进食、酗酒，甚至转向其他毒品。这一切都是为了填补尼古丁毒瘾导致的内心空虚（统计表明，绝大多数酒鬼都是重度吸烟者。酗酒或许是吸烟的附带效应之一）。

吸烟者的自然反应开始是用尼古丁替代进食。我自己还是个烟鬼时，甚至完全不吃早饭和午饭，只靠连续吸烟维持。到了下午，我会开始期待晚上，因为只有晚上我才有理由停止吸烟。然而真到了晚上，我又会到处找零食吃，我以为那是饥饿的缘故，其实是戒断反应。换句话说，白天我用尼古丁替代进食，晚上则用进食替代尼古丁。

那段时间我的体重比现在重 13 公斤，而且无论如何都没法减肥。

摆脱烟瘾之后，你就不会再产生空虚感。你的自信和自尊都会回归，帮你将生活的方方面面纳入正轨，其中也包括饮食习惯。这是戒烟最重要的好处之一。

我已经说过，"戒烟导致肥胖"的现象，其实是戒烟者试图用零食缓解戒断反应的结果。这样并不会让戒烟变得更容易，只会起到相反作用，有关替代戒烟法的一章将会详细解释。

只要完全遵照本书的指示，你完全用不着担心肥胖。

第 31 章　CHAPTER 31
警惕虚假的戒烟动机

许多吸烟者尝试使用意志力法戒烟的时候，都会为自己寻找虚假的戒烟动机。

这样的例子很常见。最典型的一种是："我可以省下很多钱，带着家人去度假。"这种想法的逻辑似乎无懈可击，其实是错误的，因为吸烟者心中想的还是吸烟，而不是度假的乐趣。就算他能一年365天忍住不吸烟，心中却仍然在怀疑：如果度假的15天也不吸烟，我还能不能享受度假的过程？结果他更会认为戒烟是一种牺牲，戒烟的过程也就更难。所以，不要光想着戒烟的好处，多想想吸烟的坏处："吸烟究竟能给我带来什么？我为什么要吸烟？"

另一个例子是："我可以省钱换辆好车。"没错，这样你可以坚持到买车的那一天，但是把钱花在新车上之后，你仍然会感到被剥夺了吸烟的"乐趣"，迟早你还会掉进陷阱。

第三个例子是与家人和同事订立协议，约好一起戒烟。这样的确可以消除某些时间段的烟瘾诱惑，但是成功率很低，原因有三：

1. 戒烟动机本身并不成立。戒烟是你自己的事情，跟别人有什么关系？这样做只能导致压力，增强"戒烟是一种牺牲"的感觉。如果参与协议的吸烟者都能自愿戒烟，那当然很好。问题是，你不能强迫别的吸烟者戒烟，而且尽管所有吸烟者内心深处都想戒烟，但他们并没有都准备好。在时机尚不成熟的时候让他们戒烟，只会适得其反，诱导他们变成秘密吸烟者，最终让他们的烟瘾进一步加深。

2. "烂苹果理论"，也就是戒烟者彼此之间的依赖。采用意志力法戒烟时，戒烟者需要经历一段时间的痛苦等待，等着某种迹象证明他们已经戒烟成功。如果他们提前放弃，就会产生严重的失败感。如果大家都使用意志力法戒烟，一般总有一个人会提前放弃，这就给了其他人放弃的理由：这不是他们的错，他们本来能坚持的，只不过某人让他们失望了。事实上，这不过是他们找的借口而已。

3. "成就感的分摊"，原理正好与"烂苹果理论"相反。如果大家一起戒烟失败，感觉上就不那么丢脸。戒烟原本会带来非常强的成就感。当你自己决定戒烟时，会受到亲友同事的夸奖，这样的夸奖会成为坚持戒烟的重要动力。但当许多人共同决定戒烟时，成就感就会被冲淡。

另一个常见的例子是"戒烟成功奖励"，比如父母向孩子许诺，戒烟成功就奖励他一笔钱；或是戒烟者跟人打赌，"要是戒烟失败我就输给你100块钱"。曾有一部电视广告片描述过这样的例子。一个警察决定戒烟，于是在烟盒里塞了一张20块钱的钞票。他决定，如果再想吸烟的话，他必须先把钞票烧掉。结果是他强忍了几天，最后真的把钞票烧掉了。

不要欺骗你自己。如果一辈子因吸烟浪费的巨额钱财、50%以上的死亡率、身心方面的痛苦折磨，还有别人的鄙视都无法让你戒烟的话，小小一笔奖励又算什么？这样你只会更加相信，戒烟确实是一种牺牲。

学会换个角度考虑问题。扪心自问：

吸烟究竟有什么好处？（**完全没有！**）

我为什么要吸烟？（**你用不着！你只不过是在折磨自己。**）

第 32 章　CHAPTER 32
戒烟其实很简单

本章将提供轻松戒烟法的具体指示。只要你严格遵照指示行事，戒烟过程就会非常轻松，甚至还能相当快乐。所以，请你务必认真阅读本章内容。

戒烟其实非常容易。你只需要做到以下两点：

1. 决定今后不再吸烟；
2. 不再质疑这个决定，为戒烟而高兴。

或许你要问："那又何必写下这一整本书呢？为什么不能一开始就告诉我？"原因是，如果我不加详细解释，你迟早会质疑戒烟的决定，最终推翻决定。估计你已经有过很多次这样的经历了。

吸烟是一个复杂险恶的陷阱。戒烟的主要问题并不在于生理上的尼古丁毒瘾，而是心理上的洗脑作用，所以必须先将后者彻底推翻。了解你的敌手，弄清楚它的策略，然后你就可以轻松打败它。

我曾经多次尝试戒烟，也经历过无数次失败后的沮丧。最终戒烟成功时，我每天的吸烟量从 100 支直接下降到 0，而且没有一点沮丧和失落。即使在戒断期间，我的感觉仍然相当良好，之后也从没有过吸烟的冲动。这是我一辈子经历过的最神奇的事情。

当时我并不理解，为什么成功竟如此容易。我花了很多时间思考研究，最终得出了结论，原因是：我心里明白我再也不会吸烟了。之前尝试戒烟的时候，无论我有多么坚决，都只是抱着尝试的态度，觉得一旦停止吸烟足够久，烟瘾就会自行消失。烟瘾之所以每次都没有消失，是因为我总是在等待，希望某件事情能证明我已经戒烟成功了。我越等待就越是怀疑，越怀疑就越是想吸烟，心中总是放不下对吸烟的依赖。

最后一次尝试则不同。像绝大多数吸烟者一样，我曾严肃考虑过戒烟问题。那次尝试之前，我一直在安慰自己，下次戒烟或许会更容易些。然而，我终于意识到，这样下去我终生都无法成功戒烟。我心中顿时充满了恐惧，于是开始深入思考戒烟的机制。

我不再下意识地点烟，而是开始有意识地分析吸烟时的感觉。结果证实了我的想法：我并不能享受吸烟的过程，吸烟是一件肮脏、恶心的事情。

我开始观察戒烟成功的人。在此之前，我一直以为戒烟者都是些难以沟通、吹毛求疵的人。然而，当我仔细观察他们时，却发现他们比吸烟者更加轻松自在，更能解决生活中的压力，更能享受社交场合。他们的精力也比吸烟者要旺盛得多。

我开始同成功戒烟的人交流，这让我解开了头脑中一直存在的谜团。过去我总是以为，戒烟不成功是因为我具有某种程度的缺陷。与戒烟者的交流让我发现，所有人戒烟都要经历类似的过程。我告诉自己："几百万人都能成功戒烟，过上幸福充实的生活。我并不需要吸烟，直到染上烟瘾为止，而且我还记得当初'学习'吸烟的艰难，所以现在我为什么要吸烟？"我从来没有享受过吸烟的感觉。我憎恨吸烟，决不愿意一辈子做烟瘾的奴隶。

然后我对自己说："亚伦，不管你是不是愿意，上一支烟就是你的最后一支。"

当时我就清楚，我以后再也不会吸烟了。我没想到戒烟居然如此简单，事实上，我本以为一辈子都无法彻底摆脱烟瘾。然而就在那一刻，我所有的感觉都变了。

我花了很长时间才弄清楚，当时的过程为什么如此简单，为什么完全没有痛苦。原因是痛苦并不存在。戒烟并不能导致痛苦，尼古丁戒断反应也不能。痛苦是犹豫和怀疑的产物。事实上，戒烟就是如此简单，只因为人们心中仍然存有怀疑，才把原本简单的事情弄得难上加难。即使是尼古丁毒瘾最重的吸烟者，也经常连续几个小时不吸烟，却不会意识到戒断症状的存在。只有当你想吸烟却不能吸时，才会感觉到痛苦。

轻松戒烟的要旨就在于下定决心。不是"希望"你能成功戒烟，而是"明白"你已经戒烟成功了。不要犹豫，不要怀疑。安心享受成功戒烟带来的快乐。

如果你从一开始就毫不怀疑，那么戒烟就是一件十分简单的事情。但如果你不知道戒烟如此简单，又怎么能毫不怀疑？所以我才决定写下这一整本书。在你开始戒烟之前，必须彻底意识到以下几点：

1. 你做得到。你跟其他戒烟者并没有什么不同，他们能成功，你也能。唯一能让你彻底戒烟的人就是你自己。

2. 戒烟不需要放弃任何东西。相反，你会有许多收获。我的意思并不仅仅是健康和金钱。戒烟之后，你可以更好地享受生活的高潮，面对生活的低谷。

3. 务必记住，没有"一支烟"这种说法。吸烟是一种毒瘾，是一个连锁反应。如果非要记挂着某"一支烟"，你只会无端给自己造成痛苦。

4. 不要把吸烟当成一种有害习惯。吸烟根本就不是习惯，而是一种毒瘾，一种心理疾病。不要欺骗你自己，勇敢地承认事实：你的确患了这种疾病。把头埋在沙子里，故意视而不见，并不能让疾病自动消失。如果不主动采取措施，你只会病得越来越重。要想从疾病中康复，最好的时机就是现在。

5. 把生理上的烟瘾和心理上的疾病分开来对待。如果有机会回到过去，回到染上烟瘾之前的状态，任何吸烟者都会抓住这样的机会。而现在，这个机会就在你眼前！不要认为你这是"放弃"吸烟。你没有什么好放弃的。从你下定决心不再吸烟的那一刻起，你就已经成功地变成了一个非吸烟者。吸烟者是一帮可怜人，每天都在故意摧毁自己的生活。非吸烟者则不是这样的人。下定决心不再吸烟，就已经意味着戒烟成功。你用不着等待生理上的尼古丁毒瘾逐渐消散。现在就出门去呼吸新鲜空气，去享受非吸烟者的幸福生活。生理上的尼古丁毒瘾，并不会影响你的生活质量，而且毒瘾自然消散之后，你的生活还会变得更好。

你必须满怀信心，坚信你能挺过生理毒瘾的戒断期（最长不超过三个星期）。只要你的心态正确，这一过程就无比轻松。

如果你在阅读本书的过程中，一直保持着开放的心态，那么现在，你肯定已经做出了停止吸烟的决定。你一定很兴奋，迫不及待地要开始享受新的生活。

如果你感到郁郁不振，原因无外乎以下几点：

1. 你的想法还没有确定下来。重读上面列出的五条内容，问自己是否相信。如果你仍然怀疑，就请阅读相关的详细解释。

2. 你恐惧失败。别担心，继续读下去，你会成功的。吸烟这件事是一个巨大的骗局，聪明人或许会上当受骗，但绝不会上第二次当。

3. 尽管你相信我说的话，却仍然感到痛苦。不要这样！睁开眼睛，你身上正在发生一桩奇迹。你马上就要彻底摆脱烟瘾的奴役了。

开始戒烟之前，必须达到正确的心态：身为一个非吸烟者，是一件多么美好的事情啊！

现在你所要做的，只是保持这样的心态，直到戒断期过去。以下几章会详细讲述调整心态的方法。戒断期结束之后，你的心态会自然而然地调整过来。你会想："这一切实在是太明显了！为什么我过去从来没意识到？"不过，我还有两点警告：

1. 记住最初的指示。暂时不要开始戒烟，直到读完全书。

2. 我曾经描述过很多次，尼古丁戒断期最多会持续三个星期。不要误解我的意思。或许你的潜意识会认为，这三个星期你会非常痛苦。事实并非如此，戒断期并没有什么痛苦。也不要有这样的想法："只要熬过这三个星期，我就彻底自由了。"事实上，三个星期之后，什么都不会发生。你的感觉不会突然转变。非吸烟者的感觉与吸烟者并没有什么不同。如果你在这三个星期里心存怀疑，那么三个星期过完，怀疑仍然不会消失。如果你对自己说："我再也不会吸烟了，这不是一件好事吗？"那么等到生理上的毒瘾消散，你就真的彻底自由了。而如果你告诉自己"如果我能熬过这三个星期"，那么三个星期过后，你对吸烟的渴望会更加强烈。

第 33 章　CHAPTER 33
戒断期

停止吸烟后的三个星期内，你可能会感觉到尼古丁戒断症状，但是并不一定会感到痛苦。这种感觉有两种触发机制：

1. 戒断症状本身：一种类似饥饿感的感觉，会让吸烟者觉得内心空虚，手上需要有点事情做。
2. 某些事件，如接电话，导致的心理反应。

许多戒烟者并不清楚这两种机制之间的区别，所以意志力戒烟法的成功率才如此低下，而且即使暂时戒烟成功，也有可能再度反弹。

尽管尼古丁戒断症状不会造成任何生理上的疼痛，但是不要低估了它的力量。如果一天不吃东西，我们就会"饿得肚子咕咕叫"，尽管没有疼痛。饥饿的力量非常强大，当我们找不到东西吃时，可能会变得非常烦躁。尼古丁戒断症状也是一样，唯一不同的是，我们的身体需要食物，但是并不需要尼古丁。只要保持正确的心态，戒断症状很容易克服，甚至可以完全忽略。

如果吸烟者用意志力法坚持足够长的时间，生理上的戒断症状就会消失。这是意志力法难以成功的另一个原因。吸烟者已经养成了在某些特定场合缓解戒断症状的习惯，心理上已经把这些场合与吸烟联系起来（例如"不来支烟我就没法享受喝酒的感觉"）。或许以下的例子能帮助你理解这种机制。

> "随着时间慢慢过去，我越来越难以想象吸烟的感觉。大多数时候，我甚至彻底忘了自己曾经是个吸烟者。"
>
> ——道格拉斯·詹姆斯·W

假设你有一辆车，已经开了几年，转向灯开关在方向盘左侧。你换了一辆新车，转向灯开关在方向盘右侧。你明明知道开关在右侧，但在驾驶新车的头几个星期里，你总是在转向时误按启动雨刷的开关。

戒烟过程也是一样。戒断期刚开始时，过去的触发机制还没有完全消失。你偶尔会习惯性地想："我该来支烟了。"如果你能彻底摆脱洗脑的影响，这样的想法就会很快消失。使用意志力法戒烟时，吸烟者相信戒烟是一种牺牲，苦苦等待某种迹象表明烟瘾已经消散，这样的心态不仅不利于消除触发机制，还会使之维持得更久。

吃饭是一种常见的触发机制，尤其是在饭店与朋友们一起用餐。戒烟者原本就感到非常痛苦，因为觉得自己被剥夺了吸烟的"自由"。当他的朋友点起一支烟时，他的被剥夺感就更严重了。这样的状态下，他无法享受与朋友们用餐的快乐感觉，因为他在心理上已经把这样的场合与吸烟联系起来。由于这三点原因，他的心理要遭受三重打击，原本的洗脑效果就更强烈了。如果他意志力十分坚定，能够忍住足够长的时间，那么他或许最终会接受事实，让正常的生活得以继续。然而，洗脑效果并没有完全消失，他仍然无法彻底享受生活。有的戒烟者完全出于健康或金钱方面的考虑而戒烟，这样过了几年之后，他可能仍然无法摆脱心理上的烟瘾，只能忍受无谓的自我折磨。

即使是采用我的方法，如果触发机制迟迟无法消除，也有可能导致失败。戒烟者会把香烟想象成一种安慰剂。他会想："假如我相信吸烟的确对我有帮助，那么或许在某些情况下，吸烟就真的会有帮助。"

安慰剂，例如不含任何药物成分的糖丸，有时能够产生强大的心理作用，治愈某些真实存在的症状。不过，香烟绝不是安慰剂。安慰剂的实际作用是中性的，而吸烟则有强大的负面效应。安慰剂并不是引发疾病的原因，而吸烟却是多种疾病和心理问题的罪魁祸首。

考虑一下非吸烟者的情况，或许有助于你理解这一点。假设一位女士失去了她的丈夫。这种情况下，认识她的吸烟者有可能会出于好心劝她："吸支烟吧，这样可以帮你平静下来。"

事实上，吸烟绝不可能让她平静下来，因为她先前并没有尼古丁毒瘾，也就没有戒断症状需要缓解。吸烟最多能起到心理上的安慰作用，香烟一熄灭，她的悲伤绝不会有丝毫减轻——相反还会加重，因为这一支烟已经让她染上了毒瘾。她只有两种选择：忍受戒断症状，或者继续吸烟。如果她选择了后者，就会掉进烟瘾的陷阱无法自拔。这一支烟能起到的心理安慰，绝不会比一句贴心的话来得大。许多非吸烟者都是这样变成吸烟者的。

所以，如果你想戒烟的话，必须首先消除洗脑的影响。你必须弄清楚，你并不需要吸烟，如果把吸烟当成一种享受或者寄托，只会让自己痛苦。这样的痛苦完全没有必要。吸烟不会帮你享受饭局和社交的乐趣，只会让你感觉更加糟糕。记住，饭后点上一支烟的人，并不是因为享受才这样做的，而是因为不这样做，他们就无法享受饭后的轻松。他们身处毒瘾的控制之下，无法像正常人一样享受生活。

许多吸烟者都会想："如果有一种对健康无害的香烟就好了。"然而，如果他们试一试，很快就会发现，所谓的"非烟草型香烟"完全无法满足他们的烟瘾。追求尼古丁刺激，是吸烟者吸烟的唯一原因。摆脱了尼古丁毒瘾之后，你就绝对不需要把点燃的香烟插进嘴里，正如不需要把烟插进耳朵里一样。

不要无谓地担心戒断症状，告诉自己："我知道戒断症状的本质不过是尼古丁毒瘾正在消退而已。吸烟的人终生都被这种感觉折磨，所以他们才不停地吸烟。不吸烟的人就没有这种感觉。这是尼古丁的罪状之一。现在我已经摆脱了这种感觉，这难道不是件好事吗？"

换句话说，戒烟后你的身体需要三个星期时间，从原先的伤害中恢复。无论是在这三个星期里，还是之后，你的生活都会比吸烟时幸福得多。你战胜了一种可怕的心理疾病，得到的好处远比尼古丁对你的伤害要大得多。你会享受戒断期间的生活。

把戒烟过程当成一场刺激的游戏。把尼古丁毒瘾想象成一条毒虫，正在你的身体里肆虐。只要三个星期不吸烟，你就可以让这条毒虫饿死。这段时间里，它会不断诱惑你点上一支烟，维持它自己的生命。

这条毒虫会努力让你感到痛苦，或是让你猝不及防。有时别人会递过来一支烟，如果你忘了自己已经戒烟成功，就有可能接过来点上。它会让你产生被剥夺的感觉。做好心理准备，不要让它的诡计得逞。无论受到什么样的诱惑，你心里都要清楚，这都是毒虫的把戏。只要你能经受住诱惑，就会给它严重的打击。

无论你怎么做，都不要故意去忘记吸烟这回事。使用意志力法的戒烟者经常会这样，每一天都在努力忘记，努力想让烟瘾消失。

这就像是睡不着的时候，你越是担心，就越是难以入睡。

你根本无法忘记。最初的三个星期，生理上的戒断反应会时常提醒你。在那之后，只要你看到吸烟的人，就会重新想起吸烟这回事。

你也完全没有必要忘记。戒烟并不是一件坏事，只有收获没有损失。就算你每天想上一千遍也没关系，享受生活中的每一刻。提醒你自己，重获自由是多么幸福，摆脱烟瘾又是多么快乐。

你会发现，戒断期同样是一段快乐时光。你会不知不觉地忘记曾经的吸烟经历。

绝对不要质疑你的决定。一旦在心里种下怀疑的种子，它就有可能生根发芽。如果感觉到戒断反应，就把这种感觉当作激励。如果你感到郁郁不振，就提醒自己这是毒瘾的作用。如果有人递过来一支烟，就自豪地告诉他："谢谢，我不抽烟。"或许他起初会有点不爽，但当他看到你高兴的样子时，他自己也会考虑戒烟的。

记住你最初决定戒烟的原因。记住吸烟对你健康的损害、对金钱的浪费。最重要的是要记住，戒断症状只是暂时的，只是自由之路上的小小坎坷。

有的戒烟者担心，他们的余生都要在矛盾中度过，他们需要随时从心理上说服自己，他们并不真的需要吸烟。这样的担心完全没有必要。还记得那个"半瓶水"的故事吗？悲观的人说"只剩半瓶了"，乐观的人则说"还有半瓶呢"。在吸烟这件事上，瓶子其实是空的，吸烟者却以为里面装满了水。他们被洗脑作用蒙蔽了。只要你意识到自己并不需要吸烟，就不需要再提醒自己，因为这本来就是事实。你不仅不需要吸烟，而且还会自动远离难闻的烟味。

第 34 章　CHAPTER 34
"再来一口就好"

"再来一口就好"这种想法，是导致意志力戒烟法失败的重要原因。勉强戒烟三四天后，只要你向这种想法投降，之前的努力就会付诸东流。这样的想法会严重打击戒烟者的士气。

任何吸烟者吸进最初一口烟的时候，都会觉得十分糟糕。这种感觉反而让他们放心："味道这么糟糕，我都快失去吸烟的欲望了。"事实正好相反，他们原本没有欲望，正是这口烟让他们染上了毒瘾。吸烟绝不是一种享受。如果吸烟者追求享受的话，吸过第一支烟之后就不会再次尝试。

吸烟的唯一目的是满足毒瘾，缓解戒断反应。假设尼古丁毒瘾是一条毒虫，你已经饿了它四天，哪怕一口烟都让它觉得十分宝贵。为了得到这一口烟，它会想尽办法腐蚀你的潜意识，让你质疑当初戒烟的决定。你脑海中会悄悄出现一个声音："尽管吸烟有害健康，但香烟本身是一种好东西。我只要再来一口就好。"

这一口烟的危害相当大：

1. 你身体里的毒虫得到了滋养,可以活得更久。

2. 你潜意识里的毒虫会重新抬头。既然你吸了这一口,就会有下一口。

记住,任何人染上烟瘾,都只是因为最初的那一口。

第 35 章　CHAPTER 35
我戒烟会比别人难吗？

不同的人戒烟的难度不尽相同。每个人性格不同，工作和生活环境不同，选择戒烟的时机也不同。

对于从事某些职业的人，戒烟的难度可能会稍微大些，但这并不是生理上的原因，而是因为这些人接受的洗脑作用更为强烈。以下就是一个例子。

对于医生来说，戒烟的难度似乎比常人大得多。普通人会觉得医生更容易戒烟，因为他们更了解吸烟对健康的危害。尽管这种了解会为戒烟提供更充足的理由，却不会让戒烟过程变得更容易，原因是：

1. 因为更了解吸烟对健康的危害，他们心中的恐惧更为强烈，而恐惧正是促使人们吸烟的理由之一。
2. 医生的工作压力非常大，而且在工作期间无法靠吸烟缓解尼古丁毒瘾造成的压力。

>   3. 除此之外，负罪感也会给他带来压力。他觉得自己身为医生，本应成为普通人的榜样，绝对不该吸烟。这种负罪感不仅会带来压力，还会增加他的被剥夺感。

在有限的休息时间里，医生用不着承受工作压力，这种时候，戒断反应造成的压力就会显得更大，更需要摄入尼古丁来缓解。这种情况属于轻度吸烟的范畴，一切需要长时间（数个小时）忍受戒断症状的吸烟者都属于这一范畴。意志力戒烟法会让戒烟者感到痛苦，是因为他们会产生被剥夺感，会觉得戒烟是一种牺牲。他们无法享受休息时间，无法享受喝茶或喝咖啡的感觉，这样被剥夺感就更强烈了。由于洗脑作用的缘故，他们觉得吸烟能够缓解被剥夺感。如果先消除洗脑作用，然后再着手戒烟，那么即使在戒断期间，仍然可以享受休息时间，以及喝茶或喝咖啡的感觉。

另一种情况是在无聊时，尤其是既无聊又需要承受压力的时候。例如，长距离开车或是父母在家里带孩子。这样的工作本身既单调无聊，而且一旦出错，后果又十分严重。如果一位家庭主妇试图用意志力法戒烟，她会有非常多的时间执迷于她的"牺牲"，这就加重了她的抑郁感。

在正确的心态下，这一点同样很容易克服。每当你想起自己已经戒烟时，就利用这个机会高兴一下，因为你正在摆脱邪恶的烟瘾。只要心态合适，戒断症状也可以成为快乐的源泉。

记住，任何年龄、性别、智力程度和职业的吸烟者，都可以享受轻松戒烟的过程——前提是，你一定要严格遵照本书的指示。

第 36 章 CHAPTER 36
失败的主要原因

戒烟失败的主要原因有二。其一是其他吸烟者的影响。在某些特定的场合，别人点起一支烟的时候，你可能会非常想效仿。怎么应对这样的场合，我已经详细说明过了。提醒你自己，不存在"一支烟"这回事，吸烟是一种连锁反应，你应该为跳出这种连锁反应而自豪。记住，吸烟者其实很羡慕你，你应该可怜他，而他也需要你的怜悯。

其二是因为某一天感觉很糟糕。戒烟之前就要想清楚，无论对于吸烟者还是非吸烟者，生活都有高潮和低谷。生活原本就是这样。

意志力法戒烟的问题在于，一旦戒烟者的生活碰上低谷，他就会产生吸烟的欲望，结果让原本低落的心情变得更加不堪。非吸烟者则无论从生理上还是心理上，都能更好地应对生活的压力。

如果你在戒断期间遭遇低谷，那就提醒自己，你在吸烟时碰上过更糟糕的情况（要不然你就不会决定戒烟了）。不要郁郁不振,告诉你自己:"没错,今天的确很糟糕,但吸烟只会让我感觉更糟。明天自然会好起来,而且即使是现在,我也并不像以前那么痛苦,因为我已经成功戒烟了。"

吸烟者具有选择性失明的能力,总对吸烟的负面效应视而不见。他们认为咳嗽不是吸烟的结果,而是长期感冒的缘故。假如在荒郊野外驾驶时,车突然坏了,你会自然而然地点起一支烟,但这样能让你高兴吗?当然不能。戒烟初期,你会把生活中的一切不顺归罪于戒烟本身。如果你的车这时候坏了,你会想:"过去在这种时候,我会点起一支烟的。"没错,但是吸烟并不能解决问题,你只不过是在用幻想折磨自己而已。吸烟造就了你的痛苦,如果你还为不吸烟而痛苦的话,就永远无法从痛苦中解脱出来。解脱的唯一方法是承认事实:戒烟是一个正确的决定,毋庸置疑。

记住,正确的心态永远是最重要的。

第 37 章　CHAPTER 37
你并不需要替代品！

不要使用任何戒烟替代品，包括口香糖、糖果、薄荷、非烟草型香烟、药物等。替代品只会让戒烟变得更难。如果你在戒断期间使用替代品，只会延长戒断症状，让你更加痛苦。使用替代品时，你其实是在自我暗示："我需要吸烟，或是用别的方法填补空虚。"这就好比对抢劫犯的要求或是小孩子的撒娇投降，只会让对方更进一步。替代品并不能缓解戒断反应，因为你的身体渴望的是尼古丁，不是食物。记住：

1. 没有任何替代品能取代尼古丁。
2. 你并不需要尼古丁。尼古丁不是食物，而是毒品。只有吸烟者才会遭受戒断症状的折磨，非吸烟者不会。戒断症状只是尼古丁的又一条罪状，是毒虫临死前的绝望反扑。

记住：空虚感是吸烟导致的，无法通过吸烟来填补。只有意识到你并不需要吸烟，也不需要用任何东西代替吸烟，你才能重获自由。

特别注意，绝对不要使用任何含有尼古丁的替代品，如尼古丁口香糖、贴剂、喷剂等。的确，少数戒烟者使用过这些替代品，最后也取得了成功。但是替代品并没有给他们任何帮助，他们只不过是克服了更多的阻力——替代品导致的阻力。很不幸，许多医生仍然建议戒烟者使用尼古丁替代法。

> "我并没有'放弃'吸烟，只是'成为'了一名非吸烟者……这是我一生中最大的成就，我恨不得能与全世界分享。"
>
> ——大卫·O

这一点并不奇怪，因为如果你不理解烟瘾的真正机制，就会觉得尼古丁替代法非常符合逻辑。按照那些医生的理论，戒烟过程中，你的主要任务有两个：

1. 改掉吸烟的习惯。
2. 忍受生理上的戒断反应。

如果你正面临两大强敌，那么最好不要与之同时交战，而应各个击破。这就是尼古丁替代法的理论基础。按照这样的逻辑，你所应该做的就是改掉吸烟的习惯，同时用尼古丁替代品抵消戒断症状。等到习惯改掉之后，你再逐渐减少尼古丁的摄入，最终彻底摆脱毒瘾。

尽管听起来很有道理，但是这样的逻辑是建立在错误基础之上的。吸烟是一种毒瘾，不是一种习惯；生理上的尼古丁戒断症状非常轻微，几乎感觉不到。戒烟并不是克服生理上的毒瘾，而是摆脱心理上的依赖。你必须尽快杀死身体里的小毒虫，以及潜意识里的大毒虫。替代法不仅会让小毒虫活得更久，而且对大毒虫完全没有制约作用。

轻松戒烟法的原理是：先杀死大毒虫（摆脱洗脑的影响），再熄灭最后一支烟，饿死小毒虫（让尼古丁毒瘾自行消散）。一旦大毒虫已死，即使小毒虫还在苟延残喘，也不会造成什么危害。

试想一下，假如你给吸毒者提供毒品，能不能帮他们摆脱毒瘾？某位医学界权威人士甚至在电视上说，一些吸烟者对尼古丁的依赖性已经非常严重，假如他们戒烟的话，必须终生使用尼古丁替代品。身为专业人士，他怎么能对最浅显的事实视而不见，把尼古丁这种毒品与食物、水和氧气等同起来？

有的戒烟者在戒烟之后，发现自己对尼古丁口香糖上了瘾。有的戒烟者不仅没能戒烟，而且又染上了"口香糖瘾"。不要因为尼古丁口香糖味道糟糕就放松警惕——第一支烟也是这样的。

所有替代品的作用原理都是一样的。吸烟者都会产生这样的心理："现在我不能抽烟了，只能用口香糖、糖果、薄荷……来填补空虚。"尽管尼古丁戒断反应与饥饿感很像，但绝不是同一回事，食物对戒断反应完全没有缓解作用。事实上，你越是嚼口香糖，就越会觉得想要吸烟。

替代品最大的害处在于，它们会导致最主要的问题——洗脑作用——变得更加难以解决。"我需要用替代品代替吸烟"的想法，其实是在暗示你自己："我需要吸烟，戒烟是一种牺牲。"不要用替代品掩盖根本问题。大量吃糖或者嚼口香糖，同样算不上是享受，你只会变得肥胖不堪，而且最终还是会向烟瘾投降。

轻度吸烟者经常认为，偶尔抽一支烟是对自己的奖励，戒烟则是剥夺了这种奖励。只在休息时间吸烟的办公室职员，工作时不允许吸烟的工人、教师和医生等，都会产生这种想法。有人甚至会说："假如不能吸烟的话，我宁愿放弃休息时间。"这其实说明，他们休息并不是为了放松，而是因为实在受不了烟瘾的折磨。记住，吸烟绝对不是什么奖励。吸烟就好比先故意穿上小鞋再脱下来，"享受"暂时缓解痛苦的感觉。所以，你不妨采用这样的替代方法：工作时故意穿小一号的鞋，而且绝不允许脱下来，直到休息时间为止。你同样会觉得非常放松，非常满足，就像吸烟的"享受"一样。或许你觉得这样很愚蠢。没错，的确很愚蠢——吸烟也是同样愚蠢，身为吸烟者时，你可能意识不到。戒烟后你会发现，你原本就不需要这样的"奖励"。仍然困在烟瘾陷阱里无法自拔的人，只会让你充满同情。

不要自欺欺人。认为戒烟是一种奖励，你需要用替代品代替这种奖励，只会让你的戒烟努力最终失败。如果你真的需要休息，那么只有在戒烟之后，你才能真正享受休息时间的宁静。

记住，你并不需要替代品。在戒断期，你可以把心理上的空虚感当作自我激励，因为这意味着你的身体正在康复，因吸烟积累的毒素正在逐渐消散。你再也用不着依赖吸烟，再也用不着忍受烟瘾的奴役。

戒烟会让你的胃口有所恢复，如果你因为食量增加导致体重略有上升，请不要担心，这是正常的反应。经历过"启示性的一刻"（下文将会详细描述）之后，你会意识到，积极的心态可以解决很多问题，包括体重问题。不过，绝不要在非用餐时间到处寻找零食，不然你不仅会变得肥胖不堪，而且戒烟过程也会更痛苦。零食并不能解决问题，只会拖延问题的解决。

第 38 章　CHAPTER 38
我需要远离诱惑吗？

在这本书里，我一直要求你严格遵照指示行事，而不是仅仅提供建议。我有这样的信心，是因为所有的指示不仅都有严密的理论基础，而且都经过无数例实践验证。

然而在这一章中，我只能提供建议，无法给出准确的指示。究竟哪些事情称得上诱惑，你应该如何对待这些诱惑，都需要你自己来决定。不过，我希望我的建议能够有所帮助。

我们吸烟是因为恐惧，这种恐惧可以分为两方面：

1. 如果不吸烟，我该怎么生活？

每当吸烟者夜里出门，感觉身上带的香烟不够时，都会体验到这种恐惧。导致恐惧的并不是生理上的戒断反应，而是心理上对吸烟的依赖——你觉得不吸烟就没法正常生活。在你吸掉最后一支烟时，尽管戒断反应的程度最低，这种恐惧却最为严重。

这其实是人类对未知事物的本能恐惧，当你第一次学习跳水时，同样会感受到这种恐惧——一米高的跳板仿佛有六米高，而六米深的跳水池仿佛只有一米深。你觉得一旦跳下去，头一定会撞到池底。然而，如果你鼓足勇气跳下去，就会发现一切其实非常简单。

这就解释了为什么许多意志力很强的吸烟者不敢戒烟，或是只能坚持几个小时不吸烟。事实上，有些吸烟者决心戒烟之后，立即就会点起下一支烟，速度比没打算戒烟时还快。戒烟的决心会导致慌乱，慌乱会产生压力，而压力正是吸烟的触发机制之一。你的潜意识会想"我要吸支烟"，而意识则不允许你这么做，结果你会产生被剥夺感，诱发更大的压力，让吸烟的倾向变得更为强烈。如此循环下去，迟早你会败下阵来。

不要担心。恐惧和慌乱完全是心理上的，是因为你相信自己对尼古丁的依赖性。事实上，你完全不需要尼古丁，等你意识到这一点，恐惧和慌乱就会自动消失，即使生理上的毒瘾仍然存在。不要慌乱，相信我，跳下去的感觉很好。

2. 第二种恐惧则是长期性的，你担心戒烟会影响将来的生活质量，让你无法面对生活的压力。不要担心。只要你能鼓起勇气跳下去，就会发现事实根本不是那样。

需要拒绝的诱惑，主要包括两方面：

1."我得随身准备着烟，尽管不抽，但是这样我会更有信心。"

有这种想法的人，戒烟失败率比一般人要高得多，这是因为当他们动摇的时候，很容易就可以抽出一支烟点上。假如必须忍受出门买烟的耻辱，或许他们就不会屈服于诱惑了。

不过，更重要的失败原因是，这样的戒烟者并没有下定决心，而是仍然心存犹豫。你应该抱的是这样的态度：

"我已经戒烟成功了，这样不是很好吗？"

所以，你还需要香烟干吗？如果你仍然觉得有必要随身准备着烟，那在开始戒烟之前，最好先把整本书重读一遍。

2. "戒断期间，我是不是该尽量远离压力和社交场合？"

我的建议是：是的，尽量远离压力，不要给自己增加负担。

至于社交场合，我的建议则相反，你应该全心全意享受生活，包括轻松的社交场合。即使生理上的毒瘾还没有消退，你也并不需要吸烟。参加聚会时，你应该随时因戒烟成功感到自豪，对身边那些吸烟的人表现出怜悯。你很快会意识到戒烟后的生活是多么美好——而在生理上的毒瘾消散、体内积累的毒素消失之后，生活还会变得更加美好！

第 39 章 CHAPTER 39
启示性的一刻

戒烟者通常会在戒烟三个星期之内体验"启示性的一刻":天空仿佛突然变蓝了,你意识到自己已经彻底摆脱了烟瘾,可以全心全意享受生活。在这一刻,所有的洗脑效果都会消失,你会开始可怜周围的吸烟者。

使用意志力法戒烟的人通常无法体验这种感觉,因为尽管他们也享受戒烟后的生活,却仍然认为戒烟是一种牺牲。

你吸烟的时间越久,这一刻的感觉就越棒,而且这种感觉会陪伴你一生。

我这一生非常幸运,经历过很多奇妙的事情,但是最奇妙的就是在那启示性的一刻。在其他激动人心的时刻,尽管我当时很高兴,事后却无法回忆当时的具体感觉。然而戒烟成功的快乐一直伴随着我到今天。每当我情绪低落的时候,只要体会一下这种快乐,心情就会好很多。在我的帮助之下成功戒烟的人,有一多半都体验过同样的感觉。

我研究了 20 年来的反馈信息，发现这一刻通常会在戒烟后几天之内出现。

> "……终于从尼古丁的奴役之下解脱出来，重获自由，我的感激之情实在无法表达……自由的感觉实在太棒了。"
>
> ——埃德娜·J

而对于我自己，在我还没有熄灭最后一支烟时，就已经体验到了这种感觉。戒烟诊所刚开办时，我经常为戒烟者提供个人咨询，每次咨询即将结束时，他们通常会说："你用不着再说了，亚伦。我现在把一切都看得清清楚楚，我知道我再也不会吸烟了。"在群体咨询中，我逐渐学会了在不与戒烟者直接交流的情况下，判断这一刻是否已经到来。我还通过读者来信了解到，许多读过这本书的戒烟者都体验过同样的感觉。

如果你一直遵照书中的指示行事，并且完全理解了吸烟的心理本质，那么你现在应该已经体验到了这种感觉。

现在我经常会告诉前来咨询的戒烟者，戒断症状会在戒烟后五天内明显缓解，在三个星期内彻底消失。我其实并不喜欢说这样的话，因为这可能会引发两个问题。第一，我有可能会让戒烟者产生这样的印象，他们需要忍受五天到三个星期的痛苦。第二，戒烟者可能会想："如果我能熬过这五天/三个星期，到时候我的感觉会瞬间改变。"如果他这样想，或许会导致相反的结果：这五天／三个星期内他感觉良好，但是在那之后，生活却会突然陷入低谷。他原本苦苦等待启示性的一刻，等来的却是郁闷和失望。他的信心可能会被彻底摧毁。

"我第一次意识到，过去我的生活完全被烟瘾控制了。我丝毫不怀念那时候的感觉……"

——堂娜·B

然而，假如我不做任何指示，许多戒烟者都会花一辈子时间，等待烟瘾消失的信号——而这样的信号根本就不存在。我怀疑，使用意志力法戒烟的人，大部分都属于这种情况。

我也曾考虑过告诉戒烟者，启示性的一刻马上就会到来。但如果我这样说，而这一刻却没有马上到来，他就会丧失信心，觉得戒烟永远无法真正成功。

经常有人问我，这五天／三个星期的期限究竟是怎么回事，是我随意编造出来的吗？不，这当然不是确定的期限，只是根据反馈信息做出的统计。戒烟大约五天后，戒烟者会逐渐忘记戒烟这件事情，开始恢复正常的心态。绝大多数戒烟者都是在这时经历"启示性的一刻"。最常见的情况是，你正在经历某些特定情境，过去你在这种时候必须要吸烟，而现在你突然意识到，不吸烟的感觉其实更好，而且你完全没有想到要吸烟。自从这一刻起，你的戒烟之旅就会一帆风顺，因为你已经体验到了自由的滋味。

我发现，无论是我自己在过去，还是其他使用意志力法的戒烟者，通常会在戒烟约三个星期时失败。我相信，这是因为戒烟三个星期之后，你发现自己已经没有了吸烟的欲望。为了向自己证明这一点，你会点起一支烟。结果是，你原本已经彻底戒烟，又因为这一支烟重新染上了烟瘾。吸完这支烟之后，随着体内的尼古丁水平逐渐下降，戒断反应又会重新出现。你会在潜意识里想："我还没有戒烟成功，因为我还是想再来一支。"你不会立即点上下一支烟，因为你不愿重新染上烟瘾。你会等上一段时间，直到自以为安全为止。下一次受到诱惑时，你就可以这样告诉自己："上一支烟并没有让我上瘾，所以再来一支也没关系。"其实，这时候连锁反应已经开始了。

问题的关键在于，不要等待"启示性的一刻"到来，因为在最后一支烟熄灭的那一刻，你的戒烟过程就已经完成了。你已经把该做的都做完了。你已经终结了尼古丁的摄入。任何力量都无法再次剥夺你的自由，除非你自己心存怀疑。享受正常的生活，维持自然的心态，这样你很快就会体验到那一刻的惊喜。

第40章 CHAPTER 40
最后一支烟

确定了戒烟的时机之后，你就会熄掉最后一支烟，开始一个非吸烟者的生活。在这之前，你一定要扪心自问：

1. 你确定你能成功吗？
2. 因为你的生活即将发生神奇的变化，你是心情低落，还是十分兴奋？

如果你仍然心存怀疑，那就先把整本书重读一遍。记住，染上烟瘾绝不是你自己的决定，但是一旦掉进烟瘾陷阱，你就必须挣脱出来。为了摆脱烟瘾的奴役，你必须下定决心：这支烟就是你的最后一支。

你能读到这里，说明你的确想要戒烟。所以，你现在就可以下定决心。对自己郑重宣誓，这一支烟熄灭之后，无论发生什么事情，你都不会再抽下一支烟。

或许你很担心，因为你过去也曾发过这样的誓，但是最终却失败了，或者你担心戒烟过程会非常痛苦。不要恐惧——最糟糕的可能也不过是戒烟失败而已，所以你根本没有什么可失去的。相反，只要戒烟成功，你就可以收获许多。

你其至连失败的可能性都不用考虑。戒烟过程不仅非常容易，而且是一种享受，因为这次你使用的是轻松戒烟法！你只需要遵照下面的指示：

1. 现在就郑重宣誓，真心决定戒烟。

2. 点起你的最后一支烟，把污浊的毒气深深吸进肺部，问自己这样究竟是不是享受。

3. 熄灭这支烟的时候，不要想"我绝不再吸烟了"或是"我再也不能吸烟了"，而是告诉自己："太棒了！我终于自由了！再也不用做烟瘾的奴隶了！再也不用把毒气吸进肺部了！"

4. 注意，最初的几天之内，生理上的尼古丁毒瘾不会立刻消失。你会在潜意识中想："我还要来支烟。"这并不仅仅是生理毒瘾的作用，更是一种心理反应，你必须理解其中的机制。由于生理上的毒瘾需要三个星期才能彻底消散，许多戒烟者都会认为，这三个星期内他们必须用意志力抗拒诱惑。事实并不是这样。我们的身体并不需要尼古丁，只有大脑才需要。如果在接下来的几天里，你的确产生了"我还要来支烟"的想法，那你其实只有两种选择：看透这种想法的本质——尼古丁戒断反应造成的空虚感。

这样的感觉应该让你高兴，你可以对自己欢呼：耶！我是个非吸烟者！

或者你也可以任由这种想法持续下去，终生都渴望再来一支烟。想想看，先是决定"我以后再也不吸烟了"，然后再花一辈子时间质疑这个决定，反复告诉自己"我还想来支烟"，还有什么比这更愚蠢的吗？只有采用意志力法的戒烟者才会这样想，所以他们才会那么痛苦，一辈子永远生活在矛盾之中，或者最终宣告戒烟失败。

5. 有些人之所以感觉戒烟很难，是因为他们总是在怀疑，总是在等待某种迹象证明他们的成功。所以，绝对不要质疑你的决定，因为你很清楚，戒烟的决定是正确的。如果你开始质疑，就会让自己陷入矛盾之中——不能吸烟会让你痛苦，吸烟则会让你更加痛苦。无论你使用哪种戒烟法，最终目的究竟是什么？不再吸烟吗？当然不是！许多戒烟者尽管不再吸烟，却终生为被剥夺感所折磨。吸烟者和非吸烟者之间，究竟有什么本质区别？非吸烟者不需要也不想吸烟，他们没有烟瘾，也用不着靠意志力压抑烟瘾。你所追求的就是这样的状态，而且你完全可以达到。你用不着等待烟瘾消散，因为自从最后一支烟熄灭的那一刻起，你就是个快乐的非吸烟者了！

你永远都是个快乐的非吸烟者，只要：

1. 你永远不质疑戒烟的决定。

2. 你不去等待自己变成非吸烟者，因为转变过程已经发生了。等待只会导致恐惧。

3. 你不去等待"启示性的一刻"，也不会故意忘记吸烟这回事。否则只会导致恐惧。

4. 你不使用戒烟替代品。

5. 你看清所有吸烟者的本质，可怜他们而不是羡慕他们。

6. 无论生活处于高潮还是低谷，你都不会单为戒烟的缘故改变你的生活。如果你尝试这样做，就会把戒烟变成一种牺牲。记住，你并没有放弃任何东西，相反，你摆脱了一种可怕的心理疾病，挣脱了一个险恶的陷阱。你的身心健康会逐渐恢复，生活的高潮会变得更加快乐，低谷也会不那么难以承受。

7. 每当你想到吸烟这件事时，都会想：耶！我是个非吸烟者！

第 41 章　CHAPTER 41
最后的警告

如果有机会回到染上烟瘾之前的状态，任何吸烟者都不会选择吸烟。我接触的吸烟者绝大多数都相信，只要我能帮他们成功戒烟，他们绝对不会再想到吸烟。然而，不少戒烟者在成功戒烟多年之后，又会掉回烟瘾的陷阱。

我相信这本书能够帮你成功戒烟，但也要小心：戒烟容易，染上烟瘾同样容易。

不要两次掉进同一个陷阱！

无论你戒烟成功已经多久，有多么自信，都绝对不要再吸烟，哪怕只是一支。

不要让烟草公司花重金进行的广告宣传蒙蔽了你的双眼，时刻牢记，吸烟是现代社会的第一大杀手。你绝对不会尝试海洛因，然而死于吸烟的人数却是海洛因的成千上万倍。

记住，第一支烟或许感觉没有什么，不仅味道糟糕，而且也不会缓解并不存在的戒断症状。然而，它会让尼古丁重新进入你的身体,让你渴望着下一支烟,从而引发连锁反应,让你重新成为烟瘾的奴隶。

第42章 CHAPTER 42
20年的反馈信息

自从这本书出版以来,我已经积累了20余年的反馈信息,包括对书中内容和诊所咨询服务的反馈。最初,轻松戒烟法的推广过程十分艰难,那些所谓的专家学者对我的方法嗤之以鼻。现在,世界各地的吸烟者纷纷涌向我的诊所,其中也包括不少专业医生。这本书在英国已经被评为"最有效的戒烟手段",在世界各地得到了广泛承认。

我绝不是个慈善家。之所以对吸烟——并不是吸烟者,而是吸烟这件事情——宣战,是因为我享受其中的成就感。每当又一个吸烟者成功戒烟,我都感到无比的快乐,即使他的成功跟我毫无关系。至于我收到的上千封感谢信,就更成了快乐的源泉。

不过,有时我也会感到痛苦。让我痛苦的主要是两种类型的吸烟者。第一类人尽管戒烟很容易,但是又重新染上了烟瘾,之后再戒烟就难以成功了。无论是这本书的读者,还是来诊所咨询的戒烟者,都出现过这样的问题。

几年前我曾接到一位男士的电话。他的心情非常糟糕,声音已经带上了哭腔。他说："我情愿付你1000英镑，只要你能让我戒烟一个星期。我知道，只要能坚持一个星期，我就能成功戒烟。"我告诉他我们的收费是固定的，而且远没有1000英镑那么高昂。他参加了一次群体咨询，结果发现戒烟居然如此轻松。他后来给我写了封热情洋溢的感谢信。

咨询快结束时，我说："记住，你们绝对不能再吸一支烟。"他当时的回答是："别担心，亚伦。只要我能成功戒烟，以后肯定不会再吸烟了。"

我立刻意识到，他并没有真正接受我的警告。我说："我知道你现在的感受，但是六个月之后呢？"

"亚伦，我真的再也不会吸烟了。"

一年后，他又打来了电话："亚伦，圣诞节那天我实在忍不住，就抽了一根小雪茄。现在我又恢复成每天40支烟了。"

我问他："你还记得第一次打电话的时候吗？当时你情愿付出1000英镑，只为了一个星期不吸烟。"

"我还记得。当时我真蠢，不是吗？"

"你还记不记得曾向我保证，你以后再也不会吸烟了？"

"记得，但我当时是个傻瓜。"

这就好比你发现一个人陷在沼泽里，泥水已经淹到了脖子，马上就要遭到灭顶之灾，你把他拉出来之后，他对你表示感激。但是六个月后，你发现他又陷进了同一片沼泽。

讽刺的是，这个人在之后的一次咨询时说："你能相信吗？我曾对我儿子保证，只要他在21岁生日之前不吸烟，我就给他1000英镑。我真的给了他钱。现在他22岁，抽烟比什么人都厉害。我真不明白他为什么如此愚蠢。"

我说："我看不出你说他愚蠢的理由。至少他有 22 年没有染上烟瘾，况且他还不知道这意味着什么。尽管你很清楚吸烟的痛苦，还是只坚持了一年。"

幸好，像这样戒烟容易、染上烟瘾更容易的人并不多见。不过当你戒烟成功时，千万千万记得，绝对不要犯跟他一样的错误。

吸烟者们通常会认为，这样的人会重蹈覆辙是因为烟瘾并没有完全消失。事实正好相反，正因为他们发现摆脱烟瘾十分容易，所以又丧失了对吸烟的恐惧。他们会想："我偶尔抽支烟完全没关系。就算再染上烟瘾，戒烟也是件容易的事情。"

然而，他们错了。戒烟的确很容易，但是想控制烟瘾是不可能的。要做一个非吸烟者，就绝对不能吸烟。

第二类让我痛苦的吸烟者则是这样的人：他们太过胆小，根本不敢尝试戒烟，就算尝试了也会遇到很多阻力。他们的问题主要在于：

1. 恐惧失败。失败并不可耻，不去尝试却是愚蠢的。换个角度思考，其实你在躲避根本不存在的东西。如果你尝试了，最坏的可能性就是失败，即使是这样，相比尝试之前，你也没有什么损失。而如果你成功的话，就可以得到非常大的收获。不去尝试本身就意味着失败。

2. 恐惧戒烟会导致痛苦和慌乱。不要担心，问问你自己：如果你今后不再吸烟的话，究竟会发生什么可怕的事？什么都不会发生。只有你继续吸烟，可怕的事才会发生。慌乱并不是由戒烟导致的,而是由吸烟导致的,戒烟后自然会消失。这是戒烟最大的好处之一。难道你真的相信,吸烟者会宁愿失去双臂和双腿,也不愿停止吸烟?如果你感觉心慌意乱,可以通过深呼吸调整心情。如果某些人让你感到慌乱,尽量躲开他们。

如果你想哭,那就哭吧,不要以为这样很丢脸。哭泣是缓解压力的自然方式。哭过一场之后,你的感觉会好得多。教训小孩子不要哭,是最错误的教育方法之一。他们强忍住眼泪的时候,其实内心正在遭受折磨。在英国,我们有一种说法"上嘴唇不要动",意思是不要显露出情感。然而情感的显露是人类的天性,压抑情感则是非人性的做法。放声大喊,或者大发脾气,找个纸箱子痛殴一顿,可以释放你心中的压抑。假设这是一场拳击比赛,你不可能会被纸箱子打败。

没人能让时间停止。随着时间的流逝,你体内的毒虫也会逐渐饿死。你必然取得最终的胜利。

3. 不按指示行事。某些吸烟者会告诉我:"你的方法就是不适合我。"然而他们随后会承认,他们其实违反了一条甚至很多条指示(为了方便,我会把所有的指示在本章最后重复一遍)。

4. 误解指示的意思。最主要的问题包括:

· "我没法让自己不去想吸烟的事。"你当然没法不想,而且一旦你这样尝试,就会感到恐惧。这就像是晚上睡不着的时候,越是努力尝试,就越是难以入睡。我有

90%的时间都在考虑吸烟的事。想吸烟的事并不可怕，重要的是你的具体想法。如果你想"我真的想来支烟"或者"我什么时候才能自由"，那你就会感到痛苦。如果你想："耶！我是个非吸烟者！"那你就会感到快乐。

• "生理上的毒瘾什么时候才会消散？"停止吸烟之后，你体内的尼古丁水平会迅速下降，但是生理上的戒断反应会持续一段时间。戒断症状会导致空虚感和不安全感，与天然的饥饿感和抑郁感几乎完全相同。正是因此，使用意志力法戒烟的人永远无法判断，他们究竟是否已经戒烟成功。即使生理上的毒瘾已经完全消退，在饥饿或者郁闷的时候，他们仍然会以为："我又想吸烟了。"事实上，我们完全不必在乎生理上的毒瘾，因为尼古丁戒断反应十分轻微，几乎感觉不到。补牙之后，你是否会等着牙齿停止疼痛？当然不会。你会继续正常的生活。虽然牙齿仍然在痛，你却感觉很好。

• 等待"启示性的一刻"。等待只会产生恐惧。我曾用意志力法坚持了三个星期没有吸烟。然后我遇上了一位老朋友，他也是个戒烟者。

他问："你现在怎么样？"

"我已经熬过了三个星期。"

"你是什么意思？"

"我坚持三个星期没吸烟了。"

"那将来呢？你打算一直熬下去吗？还等什么？你已经成功了，你是个非吸烟者了。"

我当时想："他说得对，我还在等什么？"不幸的是，我当时并不清楚吸烟的真正机制，所以很快又掉进了烟瘾陷阱。不过他的话的确很对，最后一支烟熄灭的那一刻，你就已经是个非吸烟者了。关键在于，你从一开始就要做个快乐的非吸烟者。

- "我仍然想吸烟。"先决定戒烟，然后又这么说，岂不是很愚蠢？不要自相矛盾。当你说"我仍然想吸烟"的时候，其实是说"我想做一个吸烟者"。非吸烟者绝不会想吸烟。既然你清楚自己的选择，就不要故意折磨你自己。

- "我决定一辈子戒烟。"为什么？戒烟只要一瞬间就够了，用不着一辈子。具体过程非常简单。戒烟后的几天里，你的生活会受到非常轻微的影响。你的身体会出现戒断反应，但是程度很轻，你几乎感觉不到；即使是在这时，你也并不比先前痛苦，因为过去你同样要忍受戒断反应：在禁止吸烟的场合，在睡觉或吃饭时，等等。既然当时你都不在乎戒断反应，现在为什么要在乎？而且如果你不戒烟的话，戒断反应将烦扰你一生。吸烟不能帮你享受生活，只会毁掉你的生活。戒烟后，即使生理上的尼古丁毒瘾还没消散，生活也比吸烟时更加美好。不要害怕社交场合，即使你会遇到许多吸烟者。记住，被剥夺快乐的不是你，而是他们。他们都从心底羡慕你，而你则可以骄傲地接受他们的羡慕。跟他们聊聊戒烟的话题，当他们发现你非常快乐时，就会觉得这一切非常神奇。关键在于，你比他们更能享受生活。

• "我很痛苦。"这是因为你没有完全遵照我的指示。反思一下，究竟在哪一条指示上出了问题。有些人尽管能理解我的说法，也全心全意相信，却仍然无法摆脱郁郁不振的心态，仿佛大难临头一般。记住，戒烟不仅是你真心想做的事情，也是全世界所有吸烟者真心想做的事情。无论使用任何方法戒烟，只要保持正确的心态，随时告诉自己"耶！我是个非吸烟者！"就可以了。既然你已经决定戒烟，还等什么？至于这本书的其他内容，只是为了防止你走上歧路而已。

指示列表

只要你完全遵照以下指示行事，戒烟就绝不可能失败：

1. 郑重宣誓，你永远不会再吸烟，永远不会再用任何方式摄入尼古丁，真心决定戒烟。

2. 清楚认识这一点：戒烟不需要放弃任何东西。我并不是指戒烟的好处（你当然很清楚这些好处），也不是指你完全没有理由吸烟。我的意思是，吸烟无法提供任何享受，也无法成为你的依赖。享受和依赖的感觉只不过是幻觉，就像故意用头撞墙之后，再停下来时的感觉。

3. 所有吸烟者都可以轻松戒烟。你的情况跟千百万其他吸烟者并没有什么不同。他们能摆脱烟瘾，过上正常的生活，你也可以。

4.任何时候比较吸烟的利弊得失，结论永远是"只有傻瓜才会吸烟"。任何东西都无法改变这一点，无论是在过去还是将来。既然你已经做出了正确的决定，就不要再生怀疑。

5.不要刻意不去想吸烟的事，或是因此担心。每当你想起吸烟这回事时，无论是今天、明天、你生命中的任何一天，你都要这样想：耶！我是个非吸烟者！

6.不要使用任何替代品。

不要留着你的烟。

不要躲避吸烟者。

不要单为戒烟的缘故改变你的生活。

只要你做到以上几点，很快就会体验到"启示性的一刻"。不过：不要刻意等待那一刻的到来，只要专心生活就好。享受生活的高潮，度过生活的低谷，那一刻自然会到来的。

第 43 章　CHAPTER 43
拯救剩下的吸烟者

　　社会风气正在转变，所有的吸烟者都感到迷茫。越来越多的人讨厌吸烟，包括吸烟者们自己。数百万吸烟者已经成功戒烟，所有的吸烟者都在考虑戒烟。

　　每当一个吸烟者脱离陷阱，剩下的吸烟者们就会更加痛苦。他们心里很清楚，用来之不易的金钱购买卷在纸筒里的干烟叶，点燃之后塞在嘴里，把致癌性的焦油和其他剧毒物质吸入肺部，这一切是多么荒唐。如果仍有人执迷不悟，不妨让他们把点燃的香烟塞进耳朵里，问他们这样究竟有什么区别。唯一的区别是，这样他们就无法摄入尼古丁，而如果他们不把香烟塞在嘴里，就根本不需要尼古丁。

　　吸烟者无法为吸烟行为做出理性的解释，但如果还有别人也这么做，他们就不会感到那么愚蠢。

　　吸烟者会为他们的"习惯"而说谎，不仅欺骗他人，也欺骗自己。他们不得不这样做。如果他们仍然想保留自尊，就必须对自己进行洗脑，必须为吸烟这种肮脏的"习惯"找寻借口。他们要欺骗的不仅仅是自己，还有所有的非吸烟者。所以，他们总是在宣扬吸烟的"好处"。

> "我亲身经历了一场奇迹！一切都无比新颖，无比神奇。是你为我打开了奇迹之门，我心中的感激之情简直无法表达！"
>
> ——黛比·S

如果吸烟者使用意志力戒烟法，即使能够成功，他们也会感到痛苦，仿佛戒烟是一种牺牲。别的吸烟者看到他们这样，更会对吸烟的合理性深信不疑。

成功的戒烟者都知道戒烟是一件好事，因为他们再也不用花钱毒害自己了。但是他们用不着为戒烟寻找理由，因为戒烟本来就是正确的。他们不会逢人就讲，戒烟的感觉多么神奇，非吸烟者的生活多么幸福。只有别人问起的时候，他们才会描述戒烟的感觉。然而吸烟者根本不会问，因为他们不愿意听到答案。让他们吸烟的原本就是恐惧，他们宁可像鸵鸟一样，把头埋进沙子里。

只有在真正需要戒烟的时候，他们才会问。

帮助那些可怜的吸烟者吧。帮他们消除恐惧，告诉他们非吸烟者的生活有多么幸福。告诉他们戒烟之后，他们就不会受到咳嗽和喷嚏的折磨，不会受到烟瘾的奴役，不用承担心理阴影，可以真正享受生活。最好是让他们也读一读这本书。

不要指责吸烟者，怪他们污染环境，让周围的人恶心。许多戒烟者在这方面的表现特别恶劣，我认为这主要是意志力戒烟法的后遗症。使用意志力戒烟法的人，虽然成功摆脱了烟瘾，却没有完全从洗脑作用中解脱出来，他们内心深处仍然认为戒烟是一种牺牲。他们之所以指责吸烟者，是为了向自己证明戒烟的合理性。指责吸烟者完全没有帮助，只会让他们感觉更加痛苦，从而加深他们的烟瘾。

尽管社会风气的转变是许多吸烟者选择戒烟的原因，却不会让他们的戒烟过程变得更容易。事实上，情况正好相反。现在的吸烟者大都认为，他们是出于健康方面的考虑才决定戒烟的。这样说并不准确。无论是现在还是过去，吸烟对健康的危害性都是一样的，然而过去却没有那么多人戒烟。事实上，戒烟者越来越多，是因为社会正在逐渐认清吸烟的本质：一种毒瘾，一种肮脏的行为。"吸烟是一种享受"原本就是幻觉，而随着人们的觉醒，这一幻觉正在逐渐消失，让吸烟者彻底失去了寄托。

地铁系统的例子可以很好地体现吸烟者遭遇的困境。许多地铁系统都全面禁止吸烟，这样吸烟者就只有两种选择：告诉自己"如果地铁里禁止吸烟，我就改乘别的交通工具"（当然，这样想完全没有意义）；或者是告诉自己"这样也好，可以帮我减少吸烟的量"。事实却是，他在乘地铁的一个小时里，身心都要遭受烟瘾的折磨。

原本在这一个小时里，他最多只会吸一两支烟，然而走出地铁站之后，他很可能开始连续吸烟，最终吸了四支，甚至更多。

不仅如此，他还会更加相信吸烟是一种享受，导致心理上对吸烟的依赖更加严重。

像这样强制禁止吸烟导致的负面效应，在孕妇身上最为明显。由于烟草公司的宣传和社会的洗脑，许多女孩子都会在年轻时染上烟瘾。等到她们结婚怀孕，生活压力最大的时候，她们对吸烟的依赖也最强，然而医生和其他人却会要求她们停止吸烟，因为吸烟会对胎儿造成严重伤害。很多孕妇无法抵抗烟瘾，尽管这不是她们自己的错，她们却会内疚一辈子。也有很多孕妇会暂时戒烟，心想"为了孩子，我必须这样做，而且等到产期过后，我肯定也不会想吸烟了"。经历过分娩的痛苦之后，她们会迎来人生最快乐的时光——一切痛苦和恐惧都已经结束，美丽的婴儿已经出生——而因为之前的洗脑效果还在，她们几乎都会马上恢复吸烟。成功生育的快乐让她们意识不到烟味的恶劣。她们并不想再次染上烟瘾："只要这一支烟就好。"太晚了！烟瘾已经卷土重来，这一支烟已经引发了连锁反应。就算她们产后不会马上吸烟，也有可能因为产后抑郁的压力，重新掉进烟瘾的陷阱。

海洛因上瘾者属于罪犯的范畴，他们却能得到社会的同情——"我们该怎么帮助这些可怜人？"对于可怜的吸烟者们，我们也应该采取同样的态度。其实，他们自己并不想吸烟，只不过是无法自拔，而且与海洛因上瘾者不同，他们通常需要忍受多年的身心摧残。这样缓慢的自杀过程，远比一下子结束生命更为痛苦。所以，不要羡慕吸烟者，也不要鄙视他们，他们需要你的怜悯。

第 44 章　CHAPTER 44
对非吸烟者的建议

请向吸烟的亲戚、朋友、同事推荐这本书。推荐之前最好仔细阅读一遍，尽量把自己放在吸烟者的位置上思考。

不要强迫他/她，或是试图说服他/她（下文不再重复）戒烟。对于吸烟的危害性，他绝对比你更清楚。他吸烟不是为了追求享受，也不是因为愿意这样，他会这么说只不过是为了保留面子。他吸烟是因为心理上的依赖性，是因为相信吸烟能帮他放松、提高他的勇气和信心，是因为担心不吸烟的话，他就无法享受生活。如果你强迫他戒烟，只会把他逼到死角，加重他对吸烟的依赖性。万一把他逼成了秘密吸烟者，他就会受到更大的伤害（参见第 26 章）。

你应该从反方面着手。让他接触戒烟成功的人（仅在英国就有 900 万人，世界范围内就更多了），让他们告诉他，戒烟后的生活是多么美好。

一旦他相信自己可以戒烟，就会逐渐敞开心扉，这时你就可以开始解释戒断反应的原理：吸烟对他没有任何益处，只会摧毁他的自信，让他无法放松。

> "我把这本书读了三遍，终于体验到了那种感觉！现在我又能享受生活了。你真是个天才！"
>
> ——卡夫·E

现在他应该可以开始阅读这本书了。或许他期待着满篇关于肺癌和心脏病的内容。对他解释，这本书的切入角度完全不同，不会详细解释吸烟与疾病之间的关系。

最重要的是在戒断期帮助他。无论他是什么感觉，你都要假定他很痛苦。不要反复告诉他戒烟很容易，因为他自己会提醒自己。只要告诉他，他现在的样子很好，身上的烟臭完全消失了，呼吸也变得顺畅多了。告诉他你为他而自豪。这样的鼓励十分重要。吸烟者尝试戒烟时，亲友同事的鼓励会成为他的精神支柱。不过，他很快就会忘掉你的鼓励，所以要经常重复。

如果他自己不谈论有关吸烟的话题，你或许会认为他已经忘了，最好不要提醒他。如果他使用的是意志力戒烟法，情况通常正好相反。所以，用不着担心谈论吸烟方面的话题，只要记得鼓励他，而不是批评他。如果他不希望你提起吸烟这件事，他会告诉你的。

戒断期结束之前，尽你所能帮他缓解压力，让他的生活变得更有乐趣。

这段时间你可能会压力很大。他的脾气有可能变得非常恶劣，你一定要做好心理准备。如果他责备你，不要争辩，因为正是在这种时候，他才最需要你的鼓励。如果你自己感到不爽，尽量不要表现出来。

我过去尝试意志力戒烟法的时候，经常会故意发脾气，期待着妻子和朋友们说"我实在受不了你这样，要不就吸支烟吧"。千万不要给他这样的借口！你应该说："如果这就是吸烟的结果，那么感谢上苍，你很快就会自由了。你能有足够的勇气和决心戒烟，真是一件让人高兴的事情。"

结语
终结这场丑行

在我看来，吸烟是现代社会最严重的丑行，甚至比核武器还要严重。

人类进化了这么久，人类文明发展了这么久，难道我们还不能彼此交流，不能把正确的知识和经验传递给下一代吗？即使是动物也懂得教自己的幼仔躲避生活中的危险。

只要核战争不爆发，就不会有任何问题。那些倡导核武器开发的人仍然可以说："正是核均势导致了世界和平。"而如果核战争真的爆发，导致人类灭亡，就可以把吸烟问题和其他所有问题一并解决，而且对政治家们还有一个好处——再也没有人可以告诉他们"你们搞错了"（或许这就是他们倡导核武器开发的原因）。

然而无论反对核武器的声浪有多么强烈，至少那些支持核武器的人动机是好的，是为了维持世界和平。至于那些支持吸烟的人，他们的动机除了一己私利外还能有什么？"二战"期间，人们的确相信吸烟能提高信心和勇气，然而今天，所有人都知道吸烟有害无益。烟草公司的宣传总是会强调，他们生产的香烟质量有多好。人们为什么要关心一种毒药的质量好坏？

再没有比这更虚伪的事情了。我们都知道抵制胶毒和海洛因，然而这两种毒品的致死人数，还不到吸烟致死人数的一个零头。2002年，英美两国的吸烟人口比率分别为22%和26%，而中国更是高达31%，其中大部分人的生活并不富裕，只能节省基本生活费满足烟瘾。全世界每年都有近500万人死于吸烟引发的各种疾病。吸烟是现代社会的头号杀手，同时又是盈利最高的行业之一。仅在英国，政府每年因烟草销售获取的利税额就高达80亿英镑。正是由于政府的姑息纵容，各大烟草公司才能用虚伪的宣传毒害人们的思想，继续赚取肮脏的黑钱。

政府和烟草公司的人很聪明，在烟盒上印上"吸烟有害健康"的字样，又在电视、广播、报刊杂志等媒体上进行戒烟宣传，然后就告诉人们："我们已经警告过你们了，吸烟与否是你们自己的选择。"吸烟者完全没有选择，正如海洛因上瘾者完全没有选择一样。他们并不是自己决定染上烟瘾的，而是不幸掉进了精心设计的陷阱。如果吸烟者自己能够选择的话，除了少数不知轻重的青少年，全世界不会再有任何人吸烟。

为什么要制定双重标准？为什么国家和社会可以投入大量资源，帮助海洛因上瘾者戒毒，却对同样可怜的吸烟者不管不顾？

如果你向医生求助，他要么会告诉你"不要再吸烟了，不然你就会死"——你原本就清楚这一点，要么会为你开具含有尼古丁的替代品，不仅收你一大笔钱，而且还会让你的尼古丁毒瘾更加严重。

现在的戒烟宣传对吸烟者完全没有任何帮助，因为宣传的理念和方式完全不对。这样的宣传只会增加吸烟者的恐惧，让他们对吸烟产生更强的依赖性。戒烟宣传甚至无法阻止青少年染上烟瘾。青少年知道吸烟会导致死亡，但也知道仅仅一支烟不会。社会上还有那么多吸烟的人，而青少年的模仿能力又是如此之强。

我们怎么能容许这样的丑行继续？政府为什么不采取合适的态度？为什么不告诉我们尼古丁是一种毒品，不仅不能帮我们放松，还会摧毁我们的意志？为什么不告诉我们只要一支烟就会上瘾？

我还记得韦尔斯的科幻小说《时间机器》。在书中的未来世界，一个人不慎掉进了河里，而他的同伴们只是木然坐在河边，对他的痛苦哀号充耳不闻。这样毫无人性的场景让我深深震撼，因为我意识到，社会对于吸烟者们的态度就是这样。在英国，烟草公司赞助的飞镖竞赛经常在黄金时间直播，比赛结束之后，甚至有运动员点燃香烟的镜头。想象一下，假如赞助比赛的是意大利黑手党，电视上出现运动员注射海洛因的镜头时，他们该怎样弹冠相庆！

为什么社会允许原本健康的青少年染上烟瘾，从此一生遭受身心两方面的奴役，而我们却漠不关心？

你是否觉得我的话有些夸大？然而事实就是这样。我父亲 50 来岁就英年早逝，是吸烟引发的疾病夺走了他的生命。他原本是个非常健壮的人，如果不是因为吸烟，甚至能活到今天。

我自己 40 多岁的时候，离死亡也只有一步之遥，尽管我的死因会被鉴定为脑溢血而不是吸烟。选择帮助别人戒烟作为毕生事业之后，我曾接触过无数人因吸烟患上各种严重疾病，包括很多命在旦夕的晚期患者。只要你仔细想想，你肯定也认识不少这样的人。

社会风气正在转变，仿佛斜坡上滚下的小小雪球，很快会引发一场雪崩。我真心希望这本书能够成为推动雪崩的助力。

你也可以尽自己的一份力量——只要把这本书推荐给更多的人。

最终的警告

现在你已经成了一个快乐的非吸烟者，可以真心享受生活。为了确保你不再重蹈覆辙，请务必遵照以下指示：

1. 把这本书放在安全的地方，你想看的时候随时都可以拿到。不要弄丢、出借这本书，或是把它送人。
2. 如果你发现自己开始羡慕哪个吸烟者，立即提醒自己，他其实更羡慕你。你并没有被剥夺任何东西，而吸烟者却被剥夺了许多。
3. 记住，你从来没有享受过吸烟的感觉，这就是你戒烟的原因。其实你享受的是身为非吸烟者的感觉。
4. 记住，不存在"一支烟"这回事。
5. 永远不要质疑你自己戒烟的决定。你知道你的决定是正确的。

现在你终于可以说：

"耶！我是个非吸烟者！"

把你戒烟成功的好消息告诉亚伦·卡尔

你可以在 www.allencarr.com 网站上留言,可以给 yippee@allencarr.com 发邮件,还可以写信给亚伦·卡尔轻松疗法诊所的全球总部(地址如下)。

亚伦·卡尔的轻松疗法连锁诊所

下面列出了目前开设有亚伦·卡尔轻松戒烟法连锁诊所的国家和地区。所有诊所均承诺无效退款,但基于退款率算得的治疗成功率达到了95%!

亚伦·卡尔承诺你会在诊所里轻松完成戒烟,无法兑现的话就全额退款。部分特选诊所还提供戒酒疗程和减肥疗程。具体情况请咨询你身边最近的亚伦·卡尔连锁诊所。

亚伦·卡尔轻松疗法的全球总部

地址:Park House, 14 Pepys Road, Raynes Park, London SW20 8NH ENGLAND
电话:+44(0)208 9447761
电子邮件:mail@allencarr.com
网站:www.allencarr.com

全球新闻办

英国戒烟热线:+44(0)7970 88 44 52
电子邮件:jd@statacom.net
英国诊所信息和预约热线总线:
0800 389 2115(免费电话)

英国	法国	挪威
爱尔兰	德国	波兰
澳大利亚	希腊	葡萄牙
奥地利	中国香港	罗马尼亚
比利时	匈牙利	俄罗斯
巴西	冰岛	塞尔维亚
保加利亚	意大利	新加坡
加拿大	印度	斯洛伐克
智利	日本	斯洛文尼亚
哥伦比亚	拉脱维亚	南非
捷克	立陶宛	西班牙
丹麦	毛里求斯	瑞典
厄瓜多尔	墨西哥	瑞士
爱沙尼亚	荷兰	土耳其
芬兰	新西兰	乌克兰
		美国

更多信息，请访问www.allencarr.com，了解离你最近的诊所联系信息。

健康生活书系 —— 重磅推荐

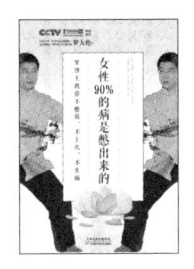

《女性90%的病是憋出来的》

罗大伦著　定价：48.00元

罗博士教你不憋屈，不上火，不生病

本书不仅介绍了身体内的六种郁结，告诉大家如何诊断，如何用相应的方子和方法及时进行调理。还有就是希望通过帮助大家改变认知，来调整内心情绪。当认知改变后，情绪就会变好，而情绪变好后，就能做到不憋屈，不上火，不生病。

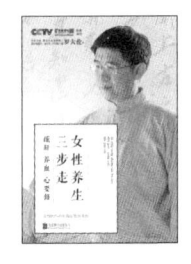

《女性养生三步走：疏肝，养血，心要修》

罗大伦著　定价：48.00元

女性90%的病都是憋出来的
罗博士专为女性打造的养生经

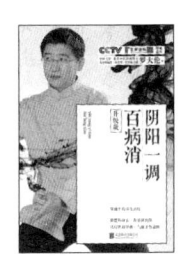

《阴阳一调百病消（升级版）》

罗大伦著　定价：36.00元

罗博士的养生真经！

要想寿命长，全靠调阴阳。只有阴阳平衡，气血才会通畅。中医新生代的领军人物罗大伦博士，为您揭开健康养生的秘密——阴阳一调百病消。

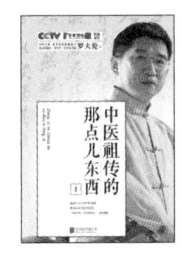

《中医祖传的那点儿东西1》

罗大伦著　定价：35.00元

中央电视台《百家讲坛》主讲人、北京电视台《养生堂》节目前主编重磅推出的经典力作！

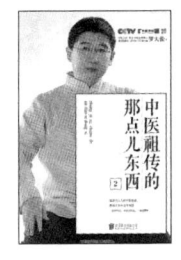

《中医祖传的那点儿东西2》

罗大伦著　定价：35.00元

感动无数人的中医故事，惠及大众的养生智慧；
一读知中医，两读悟医道，三读获健康！

健康生活书系

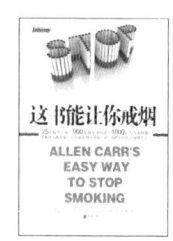

《这书能让你戒烟》 [英]亚伦·卡尔著 定价：36.00元

爱她请为她戒烟！宝贝他请帮他戒烟！别让烟把你们的幸福烧光了！

用一本书就可以戒烟？别开玩笑了！如果你读了这本书，就不会这么说了。"这书能让你戒烟"，不仅仅是一个或几个烟民的体会，而是上千万成功告别烟瘾的人的共同心声。

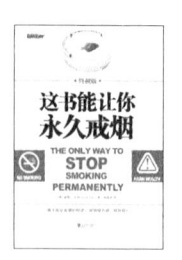

《这书能让你永久戒烟（终极版）》

[英]亚伦·卡尔著 定价：52.00元

揭开永久戒烟的秘密！戒烟像开锁一样轻松！

继畅销书《这书能让你戒烟》大获成功之后，亚伦·卡尔又推出了戒烟力作《这书能让你永久戒烟》，为烟民彻底挣脱烟瘾的陷阱带来了希望和动力。

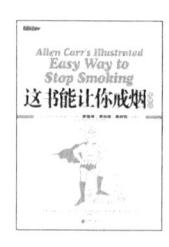

《这书能让你戒烟（图解版）》

[英]亚伦·卡尔 著 [英]贝弗·艾斯贝特绘 定价：32.80元

比《这书能让你戒烟》文字版，更简单、更有趣、更有效的戒烟书，让你笑着轻松把烟戒掉。

什么？看一本漫画就可以戒烟？
没错！这不是开玩笑，而是上千万烟民成功戒烟后的共同心声。

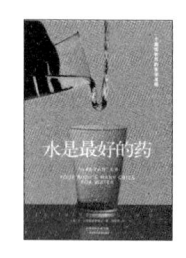

《水是最好的药》 [美]巴特曼著 定价：35.00元

一个震惊世界的医学发现！你不是病了，而是渴了！

F.巴特曼博士发现了一个震惊世界的医学秘密：身体缺水是许多慢性疾病——哮喘病、过敏症、高血压、超重、糖尿病以及包括抑郁症在内的某些精神疾病的根源。

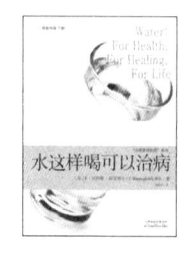

《水这样喝可以治病》 [美]巴特曼著 定价：35.00元

《水是最好的药》续篇！

《水是最好的药》阐述了一个震惊世界的医学发现：身体缺水是许多慢性疾病的根源。《水这样喝可以治病》在继续深入解析这一医学发现的同时，更多地介绍了用水治病的具体方法。

健康生活书系

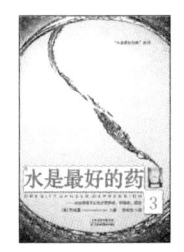

《水是最好的药3》　[美]巴特曼著　定价：35.00元

《水是最好的药》系列之三！

本书是F.巴特曼博士继《水是最好的药》《水这样喝可以治病》之后又一轰动全球的力作。在这本书中，他进一步向大家展示了健康饮水习惯对疾病的缓解和消除作用，让你不得不对水的疗效刮目相看。

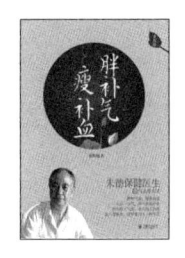

《胖补气　瘦补血（升级版）》

胡维勤著　定价：39.80元

朱德保健医生的气血养生法！

在本书中，前中南海保健医生胡维勤教授深入浅出地讲述了一眼知健康的诀窍——胖则气虚，要补气；瘦则血虚，要补血。而胖瘦又有不同——人有四胖，气有四虚；人各有瘦，因各不同。

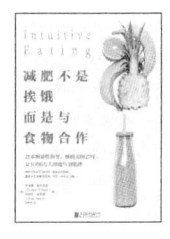

《减肥不是挨饿，而是与食物合作》

[美]伊芙琳·特里弗雷　埃利斯·莱斯驰 著　定价：38.00元

这本颠覆性的书，畅销美国22年

肥胖不仅是身体问题，更是心理问题。
减肥不止是减掉赘肉，更是一次心灵之旅。

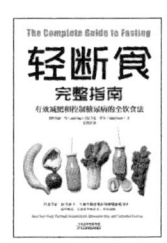

《轻断食完整指南》

[加]杰森·冯　[美]吉米·摩尔 著　定价：49.80元

有效减肥和控制糖尿病的全饮食法

营养学家、医学博士、生物学教授都在用的健康瘦身法。这样断食，让激素听你的话，帮你减肥。